Thiel

Der große TRIAS-Ratgeber
Nahrungsmittel-Allergien

Über die Autorin

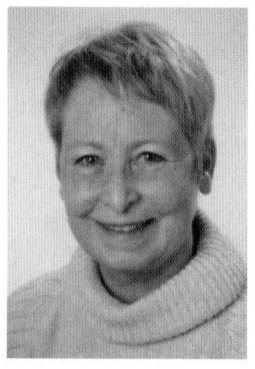

Dr. med. Claudia Thiel (*1942) ist Ärztin für Innere Medizin, Lungen- und Bronchialheilkunde sowie Allergologie. Von 1987 bis zu ihrem Ruhestand 2003 leitete sie den Fachbereich Allergologie der Deutschen Klinik für Diagnostik in Wiesbaden. Sie ist eine der führenden Expertinnen auf dem Gebiet der Nahrungsmittel-Allergie und Mitglied in vielen in- und ausländischen wissenschaftlichen Gesellschaften. Für ihre Arbeit wurde sie bereits mehrfach ausgezeichnet. Ihr großes praktisches Wissen stellt sie in diesem umfassenden Ratgeber für Patienten vor.

Dr. med. Claudia Thiel

Der große TRIAS-Ratgeber Nahrungsmittel-Allergien

▶ Alles über Formen, Symptome und Verlauf
▶ Persönliche Auslöser erkennen und meiden
▶ Allergen-Checklisten: Was ist wo drin?

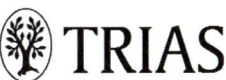

Bibliografische Information der
Deutschen Bibliothek
Die Deutsche Bibliothek verzeichnet
diese Publikation in der Deutschen
Nationalbibliografie; detaillierte bibliografische Daten sind im Internet über
http://dnb.ddb.de abrufbar

Programmplanung:
Uta Spieldiener

Redaktion:
Dipl.-Biol. Sabine Seifert
Satz/Grafik/Lektorat, Stuttgart

Umschlaggestaltung:
Cyclus · Visuelle Kommunikation,
Stuttgart

Umschlagfoto: ZEFA
Fotos im Innenteil: Claudia Thiel, creativ
coll. Freiburg, Corel Stock Ottawa, MEV
Augsburg, photoDisc Seattle

Wichtiger Hinweis:
Wie jede Wissenschaft ist die Medizin stän-
digen Entwicklungen unterworfen. For-
schung und klinische Erfahrung erweitern
unsere Erkenntnisse, insbesondere was
Behandlung und medikamentöse Therapie
anbelangt. Soweit in diesem Werk eine
Dosierung oder eine Applikation erwähnt
wird, darf der Leser zwar darauf vertrauen,
dass Autor und Verlag große Sorgfalt darauf verwandt haben, dass diese Angabe
**dem Wissensstand bei Fertigstellung des
Werkes** entspricht. Für Angaben über
Dosierungsanweisungen und Applikations-
formen kann vom Verlag jedoch keine
Gewähr übernommen werden.
Jeder Benutzer ist angehalten, durch sorg-
fältige Prüfung der Beipackzettel der verwendeten Präparate und gegebenenfalls
nach Konsultation eines Spezialisten festzustellen, ob die dort gegebene Empfehlung für Dosierungen oder die Beachtung
von Kontraindikationen gegenüber der
Angabe in diesem Buch abweicht. Eine solche Prüfung ist besonders wichtig bei selten verwendeten Präparaten oder solchen,
die neu auf den Markt gebracht worden
sind. **Jede Dosierung oder Anwendung
erfolgt auf eigene Gefahr des Benutzers.**
Autor und Verlag appellieren an jeden
Benutzer, ihnen etwa auffallende Unge-
nauigkeiten mitzuteilen.

Gedruckt auf chlorfrei gebleichtem Papier

© 2004 TRIAS Verlag in
MVS Medizinverlage Stuttgart
GmbH & Co. KG
Oswald-Hesse-Str. 50
70469 Stuttgart

Printed in Germany
Satz: Sabine Seifert
Druck: Westermann Druck
Zwickau GmbH

ISBN 3-8304-3141-4   1 2 3 4 5

Inhalt

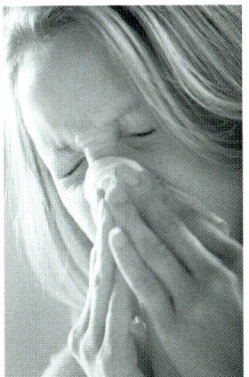

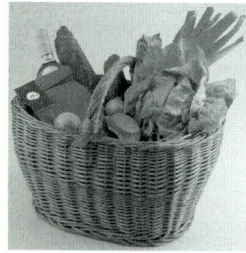

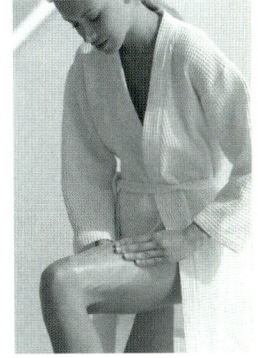

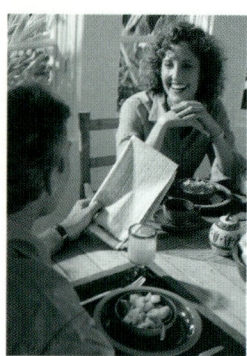

Leben mit Nahrungsmittel-Allergien 155

Zu diesem Buch

Das Angebot von Büchern über Nahrungsmittel-Allergien ist vielfältig. Das vorliegende Buch schließt eine Lücke zwischen den Büchern mit eher wissenschaftlichem Charakter und solchen, die sich auf Rezepte und/oder Verbots- und Erlaubtlisten beschränken: Durch umfangreiche Vermittlung von Sachkenntnissen wird Ihnen das vorliegende Buch dabei helfen, jenseits starrer Diätvorschriften oder Verbotslisten Ihre Ernährung trotz Nahrungsmittel-Allergie kreativ zu gestalten – auch wenn für jeden einzelnen Patienten bestimmte Einschränkungen zu beachten sind.

Unbedingte Voraussetzung für den Gebrauch dieses Buches ist jedoch zunächst eine genaue Diagnose, die mit einem allergologisch erfahrenen Arzt erarbeitet werden muss. Denn: Viele Beschwerden deuten auf eine Allergie hin – oft steckt jedoch etwas anderes dahinter.

Das vorliegende Buch gliedert sich in vier Teilabschnitte: Im ersten Teil erfahren Sie etwas über die klinische Symptomatik, die Diagnostik, die Differenzialdiagnosen sowie die Therapie von Nahrungsmittel-Allergien. Auch die Themen Neurodermitis und Nahrungsmitteln sowie ADS (das so genannte Aufmerksamkeitsdefizit-Syndrom, auch als »Zappelphilipp« bekannt) werden hier behandelt.

Umfassende Informationen über Lebensmittel aus allergologischer Sicht erhalten Sie im zweiten Teil, der Lebensmittelkunde. Hier erfahren Sie auch alles, was Nahrungsmittel-Allergiker über Lebensmittel-Zusatzstoffe, biogene Amine, Salicylsäure und Pollen-assoziierte Nahrungsmittel-Allergien wissen sollten.

Nahrungsmittel und Nahrungsbestandteile finden beispielsweise auch Anwendung in Medikamenten oder Impfstoffen, Kosmetik und Körperpflegeprodukten. Der Verzicht auf solche Produkte oder deren Austausch ist ebenso wichtig wie das Meiden der Allergene in der Nahrung. Hierüber gibt Ihnen der dritte Teil umfassende Auskunft.

> Gut und kreativ essen heißt gut leben trotz Nahrungsmittel-Allergie.

Der letzte Teil widmet sich dem wichtigsten Bereich – dem Leben mit Nahrungsmittel-Allergien. Er liefert Informationen zur Vorbeugung allergischer Erkrankungen, von der Ernährung der werdenden Mutter über die des Neugeborenen, Säuglings und des Kleinkindes bis hin zu Kochtipps für Menschen, die bereits unter einer Nahrungsmittel-Allergie leiden.

Der individuelle Nutzen dieses Buches liegt darin, dass Ihnen als allergiekrankem Menschen geholfen wird, mit Ihrem individuellen Problem, mit Ihren Beschwerden und mit Ihren auslösenden Nahrungsmitteln besser umzugehen – ich wünsche mir, dass Ihnen dieses Buch eine Hilfe sein möge, trotz Nahrungsmittel-Allergie gut und kreativ zu essen und zu leben.

Ihre

Claudia Thiel

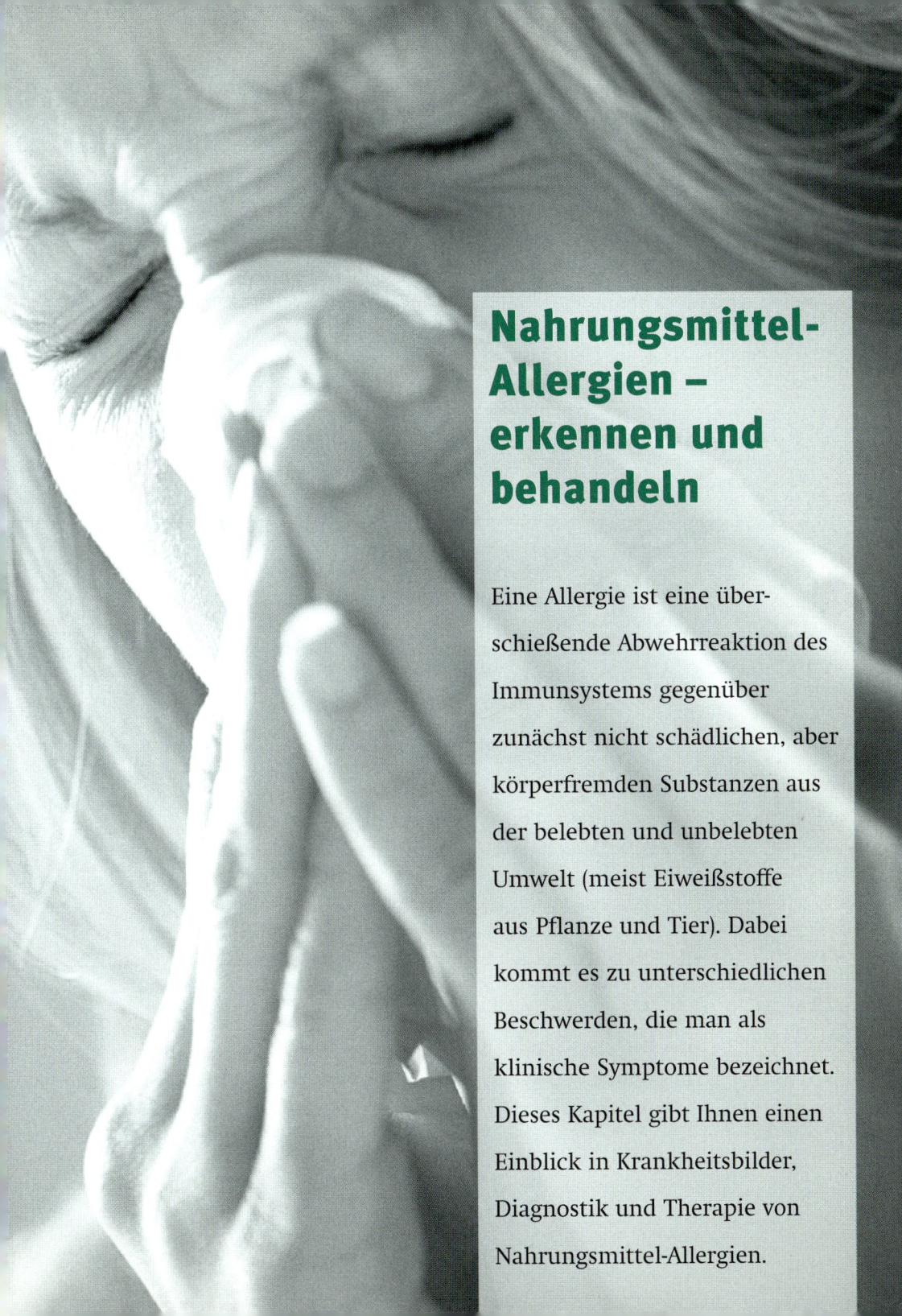

Nahrungsmittel-Allergien – erkennen und behandeln

Eine Allergie ist eine überschießende Abwehrreaktion des Immunsystems gegenüber zunächst nicht schädlichen, aber körperfremden Substanzen aus der belebten und unbelebten Umwelt (meist Eiweißstoffe aus Pflanze und Tier). Dabei kommt es zu unterschiedlichen Beschwerden, die man als klinische Symptome bezeichnet. Dieses Kapitel gibt Ihnen einen Einblick in Krankheitsbilder, Diagnostik und Therapie von Nahrungsmittel-Allergien.

Allgemeines zum Thema Allergien

Gut zu wissen

Allergien – kein Problem der Neuzeit!

Die Bereitschaft des Immunsystems, auf gesunde Stoffe aus der Umwelt mit Krankheit zu reagieren, ist schon seit Jahrtausenden bekannt (400 v. Chr.) und somit keinesfalls ausschließlich eine Folge unserer modernen Industrie- und Konsumgesellschaft. Jedoch hat sich im Laufe der Jahrhunderte ein Wandel der Umweltbedingungen, des Lebensstils wie auch der Ernährung und der Allergenexposition vollzogen. Die ersten allergologischen Tests (Hauttest, Provokationstest) wurden schon im 19. Jahrhundert durchgeführt.

Es gibt verschiedene Arten von Lebensmittelunverträglichkeiten, die mit verschiedenen Begriffen (Definitionen) belegt sind, da sie durch unterschiedliche Mechanismen ausgelöst werden. Neben Nahrungsmittel-Allergien sind Pseudoallergien und Intoleranzreaktionen bedeutsam (s. Seite 19).

● **Warum reagieren manche Menschen allergisch?**

Allergiker haben kein schwaches Immunsystem, es ist in der Regel sogar oft leistungsfähiger als bei Nichtallergikern (gute Abwehr nach Infektionskrankheiten, längerer Impfschutz u.a.).

Eine Allergie muss als »Irrtum der Natur« betrachtet werden: Es gibt Menschen, die krank werden durch den Kontakt mit natürlichen Stoffen aus der belebten und unbelebten Natur. Allergien sind zu verstehen als überschießende Abwehrreaktion des Körpers auf Nahrungsmittel, Blütenstäube, Tierhaare, Hausstaubmilben usw. Diese überschießende Abwehrreaktion wird durch die Bildung von Antikörpern gegen natürliche Stoffe verursacht, wobei auch eine Veranlagung erforderlich ist.

Wir verzehren im Leben einige Tausend Nahrungsmittel, Lebensmittelbestandteile und Genussmittel, insgesamt ca. 50 Tonnen, jedoch wird nur ein kleiner Teil der Menschen allergisch.

Der Faktor Veranlagung

Voraussetzung für viele Menschen, eine allergische Erkrankung zu bekommen ist eine ererbte Fähigkeit, Antikörper zu bilden. Man spricht von Disposition. Diese Disposition bedeutet aber nicht, dass man tatsächlich erkranken muss.

Disposition = ererbte Fähigkeit, Antikörper zu bilden.

Der Faktor Exposition

Eine Disposition alleine genügt jedoch nicht, allergische Erkrankungen zu bekommen. Unbedingte Voraussetzung für eine Antikörperbildung ist auch die so genannte Exposition, d. h. man muss auch mit einer Substanz Kontakt gehabt haben, um Antikörper zu bilden. In der Regel benötigt man mindestens 11 Tage, in der Regel dauert es aber sehr viel länger, mitunter auch jahrelang, bis klinische Symptome auftreten. Wird ein Lebensmittel zum ersten Mal verzehrt, kann man noch nicht reagieren – das gilt für alle Allergene. Somit ist es nicht erstaunlich, dass allergische Erkrankungen erst nach längerem Kontakt eintreten. Die Exposition und die Zeit spielen eine erhebliche Rolle.

Exposition = Kontakt mit einer Substanz.

Allergische Reaktionen treten erst nach längerer Kontaktzeit auf.

Umgekehrt bedeutet dies aber auch, dass man auf eine absolut neue Substanz nicht sofort allergisch erkranken kann. Es ist auch nicht »das Besondere«, worauf man reagiert, sondern das ganz natürliche Nahrungsmittel.

Die Allergene

Stoffe, die allergische Erkrankungen auslösen, nennt man Allergene. Fast immer sind es Eiweiße (Proteine) von Pflanzen und Tieren.

Diese Proteine setzen sich aus kleinsten Bausteinen – Aminosäuren – zusammen. An manchen Stellen (Regionen) sind bestimmte Aminosäuren im Eiweißmolekül in einer Reihenfolge angeordnet, die sie zu einem Allergen werden lässt. Diese Stellen nennt man auch Epitope (Allergenkerne).

Wann bricht die Erkrankung aus?

Bestehen Disposition und langer Kontakt, kann der Organismus gegen den einen oder anderen Stoff Antikörper bilden. Dies nennt man Sensibilisierung. Diese Antikörperbildung lässt sich durch einen positiven Allergie-Haut- oder -Bluttest nachweisen. Zum Zeitpunkt der Sensibilisierung muss jedoch nicht unbedingt ein Krankheitszeichen eintreten. Wann ein Mensch klinisch krank wird, d. h. wann das Symptom ausbricht (z. B. Heuschnupfen, Asthma, Symptome von Nahrungsmittel-Allergie) hängt noch von weiteren Faktoren ab, z. B. von der Menge der Allergene, der gebildeten Antikörper wie auch der allergenen Potenz (Stärke) des Allergens.

Sensibilisierung = Bildung von Antikörpern.

Die Antikörper sind an so genannte Mastzellen gebunden, die in der Schleimhaut der Atemwege und des Magen-Darm-Kanals sitzen. Treffen z. B. Nahrungsallergene auf diese Antikörper, so werden so genannte »Botenstoffe« freigesetzt (meist Histamin). Damit kann die allergische Erkrankung zum Ausbruch kommen. Wann dies geschieht, ist in der Regel nicht vorhersehbar.

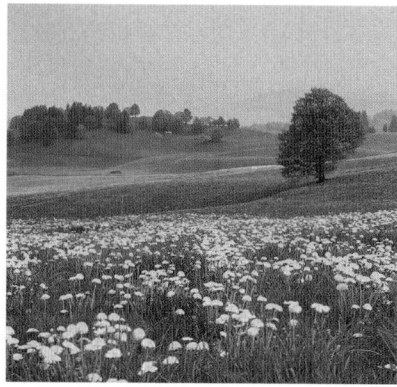

Oft kommt eine allergische Erkrankung dann zum Ausbruch, wenn eine Begleiterkrankung als fördernder, so genannter konditionierender Faktor hinzutritt. Ein allergisches Asthma durch Blütenstaub tritt mitunter dann ein, wenn ein Bronchialinfekt besteht, der gerade in den Beginn der Pollensaison fällt, da die Allergene durch die beschädigte Schleimhaut schneller eintreten – dann läuft der Eimer über. In gleicher Weise können auch Magen-Darm-Infekte Wegbereiter einer erstmals auftretenden Magen-Darm-Allergie durch ein Lebensmittel sein.

Fällt ein Bronchialinfekt gerade in die Zeit des Pollenflugs, kann dies zu allergischem Asthma führen.

Ähnlich wirken Begleitumstände, die den Organismus vorübergehend schwächen (Schlafentzug, psychischer Stress u. a.).

Es gibt viele Menschen, die einen positiven Hauttest mit Allergenen haben, aber nie erkranken. Der positive Hauttest kann Ausdruck einer vergangenen allergischen Erkrankung sein, er kann auf eine aktuelle Erkrankung hinweisen, aber auch Ausdruck eines möglichen späteren Krankheitsereignisses sein.

● Wie entsteht eine Nahrungsmittel-Allergie?

Neben einer genetischen Disposition wird auch die zu frühe Zufuhr möglicher Allergie-auslösender Stoffe (Antigene) im Säuglings- und Kleinkindalter für eine spätere allergische Erkrankung verantwortlich gemacht. Auch eine zu starke Aufnahme (Allergenüberladung) spielt eine Rolle.

Unter Toleranz verstehen wir, dass ein Mensch, der nach dem Abstillen mit körperfremden Lebensmitteln ernährt wird (in der Regel Kuhmilch), diese durch Abläufe im Immunsystem nicht mehr als fremd, sondern als verträglich erkennt.

Antigene = Stoffe, die zu Allergenen werden können

Allergene = Stoffe, die zur Krankheitauslösung führen.

Wie häufig sind Nahrungsmittel-Allergien?

Heute geht man davon aus, dass insgesamt ca. 4 % aller Erwachsenen an einer Nahrungsmittel-Allergie leiden, aber nur bei 3 % die Beschwerden so stark sind, dass sie deshalb einen Arzt aufsuchen und behandelt werden müssen. Intoleranzreaktionen durch Lebensmittel-Zusatzstoffe (Pseudoallergien) sind mit einer Häufigkeit von 0,6 bis 0,8 % in der Bevölkerung weitaus seltener (s. Seite 19). In der großen Gruppe der Pollenallergiker sind Nahrungsmittel-Allergien durch pflanzliche Allergene besonders häufig (s. Seite 66 f).

Etwa 12 bis 16 % aller Menschen in Europa leiden unter Heuschnupfen; sie sind somit die größte Allergikergruppe

Das Auftreten von Allergien gegen ein bestimmtes Nahrungsmittel steht in engem Zusammenhang mit den Verzehrsgewohnheiten. So ist bei Säuglingen und Kleinkindern das häufigste Nahrungsmittel-Allergen die Kuhmilch; in dem Maße, wie die kindliche Ernährung immer mehr der von Erwachsenen angeglichen wird, steigt die Rate der Allergien gegen pflanzliche Nahrungsmittel. Je nach Altersgruppe sind 2 bis 7 % der Kinder gegen Kuhmilch allergisch, was sich jedoch bei mehr als 90 % der Kinder bis zum ca. 8. Lebensjahr spontan verliert.

Warum sind heute Nahrungsmittel-Allergien häufiger als früher?

Jeder Naturstoff, auch in geringen Mengen, könnte rein theoretisch beim einen oder anderen Menschen zu einer Sensibilisierung, also zur Bildung von Antikörpern führen. Je größer die

Ein Organismus kann auf dem Wege der Inhalation (z. B. Einatmen von Pollen, Hausstaubmilben) über die Haut (perkutan) und über die Nahrung (oral) sensibilisiert werden.

Allergenzufuhr ist, umso höher wird das Risiko, bei entsprechender Disposition zu erkranken. In unserer modernen Konsumgesellschaft mit ihrem breiten Ernährungsrepertoire können wir fast alles kaufen, was sicherlich dazu beträgt, dass wir vermehrt mit Nahrungsmittel-Allergien zu tun haben.

Der Allergiker würde also gut daran tun, eine Allergenüberladung zu vermeiden – dies gilt nicht nur für Nahrungsmittel, sondern für den gesamten Lebensstil (z. B. Inhalationsallergene von Tieren, Hausstaubmilben u. a.). Ein Beispiel für eine mögliche Allergenüberladung wäre die Tatsache, dass viele pflanzliche Nahrungsmittel früher nur saisonweise angeboten wurden, jetzt aber von Januar bis Dezember konsumiert werden können. Im Vergleich zu unseren Urahnen verzehren wir heute an einem einzigen Tag so viele Nahrungsmittel, wie diese das ganze Jahr über nur gelegentlich zur Verfügung hatten. Die Palette tierischer Nahrungsmittel (Kuhmilch, Fleisch, Fisch, Geflügel, Eier u. a.) hat sich hingegen nicht wesentlich erweitert.

● Was passiert bei einer Allergie im Körper?

Allergische Reaktionen spielen sich überwiegend an den Grenzflächen des Körpers zur Umwelt ab: an der Haut, an den Atemwegen und am Magen-Darm-Kanal. Diese Grenzflächen sind besonders abwehrintensiv, denn hier wird die Unversehrtheit des Organismus gegenüber Fremdeinwirkungen aller Art gewährleistet – auch das Eindringen von Allergenen.

▶ Die meisten allergischen Erkrankungen spielen sich an den Grenzflächen des Körpers zur Umwelt ab: Schnupfen, Bindehautentzündung, Asthma, Ekzem, Neurodermitis, Urtikaria (Nesselfieber), Quincke-Ödem (Schwellungen der Haut) und Magen-Darm-Allergie.

Die wichtigsten Mitspieler unseres Abwehrsystems sind verschiedene Lymphozytenarten; sie gehören zu den weißen Blutkörperchen (aus dem Knochenmark). Sie sind in der Lage, je

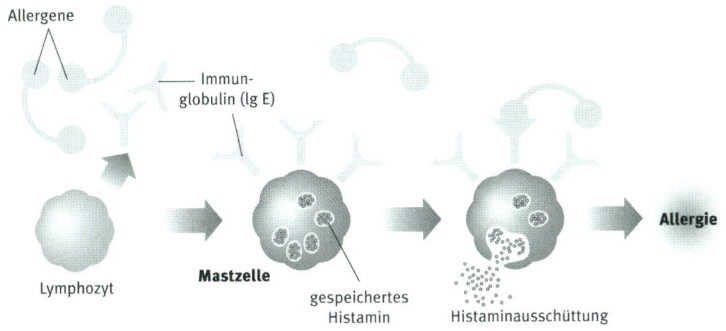

Allergene

Immun-
globulin (Ig E)

Lymphozyt

Mastzelle

gespeichertes
Histamin

Histaminausschüttung

Allergie

Allergene dringen in den Körper ein. Bestimmte Lymphozyten bilden Immunglobulin E (IgE), das sich an Mastzellen anlagert. Das IgE auf den Mastzellen fängt »seine« Allergene ab. Daraufhin schütten die Mastzellen Histamin aus, was zum allergischen Symptom führt.

nach Anforderungen, die sich dem Körper stellen, auf fremde Eindringlinge, z. B. Bakterien, Viren und Allergene, zu reagieren. Sie spielen auch bei der Allergie eine entscheidende Rolle. Bestimmte Lymphozyten transportieren das Erinnerungsvermögen für fremde Allergene, was die Antikörperbildung in Gang setzt.

▶In den meisten Fällen sind die Antikörper Immunglobuline vom Typ IgE.

Wie Sie schon erfahren haben, kann es unterschiedlich lange dauern, bis der Mensch nun auch tatsächlich krank machende Symptome entwickelt. Kommt es dann zu einem Kontakt der Allergene mit den Antikörpern, bricht die Krankheit aus. Die Verbindung von Antikörpern mit Allergenen ist das Signal für die Mastzellen, die gespeicherten Botenstoffe freizusetzen.

▶Botenstoffe, z. B. Histamin, verursachen die allergischen Symptome. Die Freisetzung von z. B. Histamin wird durch die Verbindung von Allergenen und Antikörpern in Gang gesetzt (Antigen-Antikörper-Reaktion).

Durch die Ausschüttung dieser Botenstoffe kommt es zur Schwellung der Bronchialschleimhaut, zur krampfartigen Verengung der Bronchien und zu einer vermehrten Schleimabsonderung mit Husten, Atemnot und Verschleimung. Im Magen-Darm-Kanal führt die Freisetzung von Histamin zur Schleimabsonderung, Schwellung der Schleimhäute in den verschiedenen Bereichen, zu krampfhaften Schmerzen, Durchfällen, Übelkeit oder Erbrechen. Über den Blutweg nach dem Verzehr kommt es an der Haut zu Schwellungen im Sinne von Nesselfieber (Urtikaria) oder Quincke-Ödemen (Schwellungen am Körper). Bei Kontaktallergien reagiert die Haut durch Eindringen von Allergenen in die Haut, es kommt zu Kontakt-Urtikaria und Ekzemen.

Gut zu wissen

Die verschiedenen Allergietypen

Wir unterscheiden sechs verschiedene Allergietypen (Typ I bis VI). Die unterschiedlichen Typen sind gekennzeichnet durch die Art der Antikörper, die hier beteiligt sind, die Mitwirkung des gesamten Immunsystems, aber auch durch den zeitlichen Ablauf.

Allergische Reaktionen vom Typ I sind nicht unbedingt mengenabhängig, da auch die Stärke des Allergens und die Menge der Antikörper bedeutsam sind.

• Die für uns wichtigste Reaktion ist der **Typ I**, die so genannte IgE-vermittelte Sofortreaktion. IgE-Antikörper sind verantwortlich für das Entstehen des anaphylaktischen Schocks, von allergischem Schnupfen, Bindehautentzündung, Asthma, Nesselfieber (Urtikaria, Quincke-Ödeme) und Magen-Darm-Allergie. Sie entwickeln sich meist innerhalb der ersten Stunde, in der Regel nach etwa 20 bis 30 Minuten. Bei Magen-Darm-Allergien dauert es etwas länger, da das Nahrungsmittel erst den Darmabschnitt, wo es reagiert, erreichen muss. Quincke-Ödeme und Urtikaria können Latenzzeiten bis zu 8 Stunden und mehr aufweisen.

• **Typ-III-Reaktionen** kommen gelegentlich bei Nahrungsmittel-Allergien vor, da auch andere als IgE-Antikörper beteiligt sind. Sie sind aber selten.

• **Typ-IV-Reaktionen** spielen sich im Hautgewebe ab – überwiegend sind es Kontaktallergien. Sie treten erst nach 48 Stunden in Erscheinung. Wer durch Nahrungsmittel eine Kontaktallergie an den Händen hat, muss jedoch nicht zwangsläufig erkranken, wenn er diese verzehrt.

• **Typ II, V oder VI** sind im Zusammenhang mit Nahrungsmittel-Allergien nicht bedeutsam.

● Pseudoallergie und Intoleranz

Alle die auf den vorigen Seiten genannten Abläufe sind Immunreaktionen, d. h. es werden Antikörper gegen spezifische Allergene gebildet. Man spricht von einer Allergie.

Aber nicht jede krank machende oder belästigende Reaktion, die im Zusammenhang mit dem Verzehr eines Nahrungsmittels steht, ist automatisch eine Allergie. Um diese Reaktionen geht es auf den nächsten Seiten.

Insbesondere ist die Unterscheidung zwischen Allergie, Pseudoallergie und Intoleranz wichtig. Welche Art der krankhaften Reaktionen vorliegt, kann nur der Facharzt klären, da die Diätempfehlung und die Prognose von der richtigen Diagnose abhängig ist. Sowohl Pseudoallergien wie auch Intoleranzreaktionen sind mengenabhängig.

> Pseudoallergische Reaktionen verlaufen in den meisten Fällen harmloser als allergische Reaktionen.

Was sind Pseudoallergien?

Gut zu wissen

Ihnen liegt *kein* immunologischer Mechanismus zugrunde, es findet *keine* Sensibilisierung statt und es werden *keine* Antikörper gebildet. Dennoch werden auch hier wie bei der Allergie Botenstoffe (z. B. Histamin) aus Mastzellen freigesetzt. Wird ein Stoff, der pseudoallergische Reaktionen auslösen kann, in winzigen Mengen verzehrt, so passiert in der Regel oft gar nichts. Die klinischen Symptome stellen sich in der gleichen Weise dar wie allergische Reaktionen (= Pseudoallergie). Es kommt auch hier zu klinischen Symptomen der Haut, der Atemwege und des Magen-Darm-Kanals – Letzteres aber selten.

Pseudoallergische Reaktionen durch Lebensmittel-Zusatzstoffe

Es gibt viele genau definierte chemische Zusatzstoffe, die zu pseudoallergischen Reaktionen führen können. Nicht alle Lebensmittel-Zusatzstoffe führen zu pseudoallergischen Reaktionen, viele sind *natürlichen* Ursprungs und verursachen *dann* allergische Reaktionen. Das Kapitel »Lebensmittel-Zusatzstoffe« ab Seite 118 beschäftigt sich mit diesen Zusatzstoffen.

Intoleranzreaktionen durch biogene Amine

Bei diesen Intoleranzreaktionen spielen *weder* Antikörper *noch* die Botenstoffe aus Mastzellen eine Rolle. Biogene Amine sind eine große Gruppe von Stoffen, die natürlicherweise in vielen Nahrungsmitteln vorkommen. Sie finden sich z. B. gehäuft in Käse, Wein, Hefe, Bananen, Tomaten, Avocados, Schalentieren u. a. Hier sind es die biogenen Amine selbst, die bei entsprechend empfindlichen Personen durch ihre pharmakologische Wirkung Beschwerden auslösen.

Der Grad der Symptomatik ist mengenabhängig.

Unverträglichkeit des Geschmacksverstärkers Glutamat

Glutamat ist ein Stoff, der Nervenzellen übererregen kann. Im stärksten Falle kommt es zum »China-Restaurant-Syndrom«. Auch hier werden keine Antikörper gebildet, die Beschwerden sind mengenabhängig (s. auch Seite 91).

Unverträglichkeit von Antioxidationsmitteln

Hierbei handelt es sich um Schwefelverbindungen, die möglicherweise aufgrund eines Defekts des Enzyms Sulfitoxidase bei den betroffenen Menschen Beschwerden verursachen. Es handelt es sich weder um eine allergische noch um eine pseudoallergische Reaktion. Die Symptome können ganz unterschiedlich sein (Einzelheiten s. Kapitel »Lebensmittel-Zusatzstoffe«, Seite 118 f).

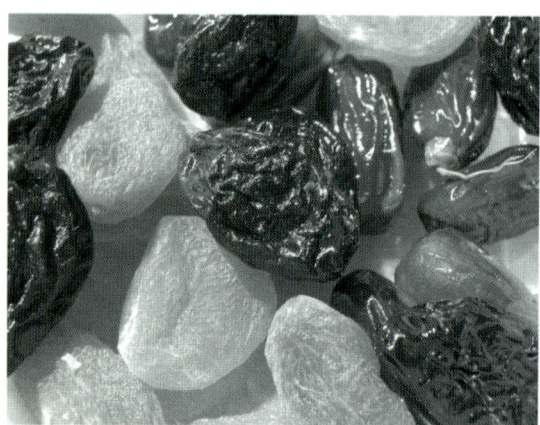

Neben Kartoffelbrei und Meerrettich sind auch Trockenfrüchte häufig mit Antioxidationsmitteln behandelt.

Krankheitsbilder der Nahrungsmittel-Allergie

Der Begriff »Nahrungsmittel-Allergie« ist erst dann aussagekräftig, wenn er mit Angaben zur *Art der Erkrankung* und mit der Nennung derjenigen *Lebensmittel* verbunden ist, gegen die eine Allergie besteht. Gibt ein Patient an, eine Nahrungsmittel-Allergie zu haben, so weiß der Arzt erst dann, dass es sich um eine schwere Erkrankung und um ein starkes Allergen handelt, wenn über »Asthma bei Fischallergie« berichtet wird. Nur dann kann eine richtige Ernährungsberatung unter Vermeidung von Risiken erfolgen.

Nicht alles, was nach einer Allergie aussieht, ist auch eine!

● **Die Diagnose »allergische Erkrankung« kann nur der Arzt stellen!**

Es gibt eine Vielzahl von Krankheiten, die durch Nahrungsmittel-Allergien, Pseudoallergien oder Intoleranzreaktionen ausgelöst werden können.

▶Das Symptom, die Krankheit, trägt selten das Zeichen ihrer Entstehung. Bei einem chronischen Schnupfen kann man nicht ohne weiteres erkennen, ob er allergisch oder nichtallergisch bedingt ist.

Werden andere mögliche Ursachen nicht erkannt, d. h. wird nicht die richtige Diagnose gestellt, so kann dies für den Patienten schlimme Folgen haben, denn möglicherweise wird eine nicht erkannte Erkrankung anderer Ursache verschleppt.

Schon aus diesem Grund sollte ein Patient seine Diagnose nicht selbst stellen, sich nicht von den Eindrücken leiten lassen. Da wir alle in der Regel auch außerhalb der Hauptmahlzeiten ständig etwas verzehren oder Genussmittel konsumieren, liegt scheinbar oft der Verdacht nahe, dass eine bestimmte Symptomatik durch Nahrungsmittel ausgelöst worden ist. Auch das scheinbar Offensichtliche muss auf Ihre Situation überhaupt nicht zutreffen, denn es gibt kaum vergleichbare Allergiker. Es empfiehlt sich keinesfalls, sich mit Familienangehörigen oder Freunden mit ähnlichen Erkrankungen zu beraten, Erfahrungen anderer über Diagnosestellung und Therapie zu erfragen und diese ohne ärztliche Kontrolle auf sich selbst anzuwenden.

● Welche Symptome können bei einer allergischen Erkrankung auftreten? Welche können auch andere Ursachen haben?

In der folgenden Tabelle sind Krankheiten und Symptome aufgezählt, die durch eine Nahrungsmittel-Allergie oder -intoleranz ausgelöst werden, aber auch vielfältige andere Ursachen haben können. Es gibt auch Mischformen, d. h. ein Teil eines Symptoms kann allergisch bedingt sein, ein anderer nicht. Beispielsweise kann ein chronischer Schnupfen auf eine Hausstaubmilben-Allergie oder eine Weinintoleranz zurückzuführen sein, aber auch gleichzeitig Ausdruck einer Kieferhöhlenentzündung sein.

● Sonderformen des Quincke-Ödems

Quincke-Ödeme können bei Allergikern auftreten, wobei es zu örtlich begrenzten Schwellungen am Körper oder im Gesicht und Hals kommt.

Angioneurotisches Ödem

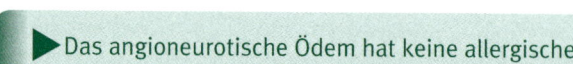

▶Das angioneurotische Ödem hat keine allergische Ursache.

Das sehr seltene so genannte angioneurotische Ödem tritt gehäuft in Familien als Folge eines erblich bedingten Defektes eines Enzymsystems auf. (Dem Körper fehlt das Enzym C1-Esterase-Inhibitor.) Es sieht dem allergischen Quincke-Ödem zum Verwechseln ähnlich. Neben Schwellungen im Kopfbereich

● **Tab. 1: Mögliche Symptome einer Allergie.**

Krankheiten und Beschwerden, die durch eine Nahrungsmittel-Allergie ausgelöst werden	Mögliche andere Ursachen für die gleichen Beschwerden (Auswahl der wichtigsten Symptome)
Anfallsweiser oder chronischer Schnupfen	Infekte, Heuschnupfen, Kieferhöhlenentzündungen (Nasennebenhöhlenentzündungen, chronisch oder wiederkehrend), andere Inhalationsallergene (Schimmelsporen, Hausstaubmilben, Tierhaare etc.), Rauchen, Luftverschmutzung, Schadstoffbelastungen in der Luft
Husten, Verschleimung	Rauchen, Luftverschmutzung, Infekte (Viren, Bakterien) Inhalationsallergene (Pollen, Hausstaubmilben, Tierhaare, Schimmelsporen u. a.), Bronchialinfekt
Atemnot, Asthma bronchiale	Infekte, Nasennebenhöhlenerkrankungen und -entzündungen, Rauchen, Luftverschmutzung, Inhalationsallergene (Beispiele s. o.), Lungenentzündung u. a.
Ausschlag im Gesicht (Ekzeme)	verschiedene nichallergische Hauterkrankungen, Hormonstörungen, Kontaktallergie durch Kosmetika, Neurodermitis, Schuppenflechte, auch Rosacea etc.
Nesselfieber (Urtikaria)	virale und bakterielle Infekte, Pilzinfektionen, Entzündungsherde im Körper (Zähne, Gallensteine, chronische Blinddarmentzündung), Kälte, Wärme, nervöse Störungen, Hormonstörungen (nicht selten bei Frauen), Medikamentenallergie, Erkrankungen des Immunsystems, rheumatische Erkrankungen, Schilddrüsenstörungen (Überfunktion), verschiedene Infektionskrankheiten (häufig: Helicobacter-Infektionen), in seltenen Fällen auch Tumoren, leider auch manchmal ungeklärter Ursache
Schwellungen am Körper (Quincke-Ödeme)	wie bei Nesselfieber. Auch Nierenerkrankungen, rheumatische Erkrankungen. Helicobacter-Infektionen sind nicht selten ursächlich
Geschwollene Augenlider, Bindehautentzündung	Kontaktallergien durch Kosmetika, Augeninfektionen, Inhalationsallergene (Beispiele s. o.), spezielle Augenerkrankungen, chronische Nasennebenhöhlenentzündungen, internistische Erkrankungen, Hormonstörungen, Schilddrüsenerkrankungen (Unterfunktion) u. v. a.

● **Tab. 1: Mögliche Symptome einer Allergie (Fortsetzung).**

Krankheiten und Beschwerden, die durch eine Nahrungs-mittel-Allergie aus-gelöst werden	Mögliche andere Ursachen für die gleichen Beschwerden (Auswahl der wichtigsten Symptome)
Kopfschmerzen, Migräne	bei vielen Infektionserkrankungen, internistischen Erkrankungen, neuro-logischen Erkrankungen, Hormonstörungen, psychisch- und stress-bedingt, zu wenig Schlaf, Medikamente, hoher Blutdruck, Stoffwechsel-krankheiten, Intoleranzreaktionen gegen biogene Amine, selten auch bei echten Nahrungsmittel-Allergien u. v. a.
Gelenkschwellungen und -schmerzen	internistische Erkrankungen, rheumatische Erkrankungen, Polyarthritis, Verschleißerscheinungen (Abnutzung), Bewegungsmangel, Infektions-krankheiten u. v. a. Durch Nahrungsmittel-Allergie bedingte Gelenk-schwellungen sind eine Seltenheit
Ausschlag (Ekzeme) am ganzen Körper (z. B. Neurodermitis)	Neurodermitis (zählt zu den Erbleiden ist niemals alleine allergisch bedingt), Klimafaktoren, Hormonstörungen, psychische Störungen, Kontaktallergien durch Kosmetika und Körperpflegemittel, Kontaktaller-gien durch Lokalbehandlung mit Salben oder Cremes, Infektionen der Haut, viele andere Hauterkrankungen stehen zur Diskussion (auch Schuppenflechte – Psoriasis), falsche Hautpflege, Stress, Inhalations-allergene (Beispiele s. o.), Schilddrüsenerkrankungen. Es gibt Medika-mente, die bei vorbestehender Ekzemneigung dieses verstärken (z. B. Betablocker)
Schleimhautreaktio-nen im Mund- und Rachenraum	Parodontose, entzündete Zähne, Rauchen, falsche Mundpflege, Kontakt-allergie durch Zahnpasta oder Mundwasser, allgemeine Infektionen im Mundraum, Metallallergie.
Magen-Darm-Symptome	vielfältige Magen-Darm-Symptome können durch eine Nahrungsmittel-Allergie bedingt sein, viel häufiger aber sind alle erdenklichen Erkran-kungen des Magen-Darm-Kanals zunächst auszuschließen. Durchfall durch Kuhmilch kann unterschiedliche Ursachen haben (Kuhmilch-Aller-gie, Laktasemangel der Dünndarmschleimhaut). Magen-Darm-Symp-tome direkt nach der Nahrungsaufnahme sind kein Beweis für eine aller-gische Erkrankung. Der kranke Magen-Darm-Kanal führt öfter zu Beschwerden nach dem Essen, unspezifisch
Anaphylaktischer Schock	Medikamentenallergien und -intoleranzen, Kontrastmittel-Intoleranz, Insektengift-Allergien, Nahrungsmittel-Allergie (u. a.)

kann es auch zu Schwellungen im Magen-Darm-Trakt kommen, was zu entsprechenden Magen-Darm-Symptomen führt. Diese Schwellungen jucken nicht.

Das angioneurotische Ödem (auch hereditäres Angioödem genannt) spricht nicht auf antiallergische Medikamente (Antihistaminika) und auch nicht auf Cortisonpräparate an. Das fehlende Enzym kann jedoch medikamentös ersetzt werden.

Das Melkersson-Rosenthal-Syndrom

> ▶Das Melkersson-Rosenthal-Syndrom hat ebenfalls keine allergische Ursache.

Auch hier kommt es zu Schwellungen an Kopf und Körper, wobei die Schwellungen meist im Kopfbereich nicht mehr ganz zurückgehen und daher zunehmend entstellend werden. Es spricht ebenfalls nicht auf Antihistaminika und Cortison an.

● Zum Glück selten: der anaphylaktische Schock

Der anaphylaktische Schock ist die schwerste allergische Reaktion, er kann in Einzelfällen auch zum Tode führen, wenn nicht rechtzeitig ärztliche Hilfe erfolgt.

Er entwickelt sich innerhalb von Minuten und wird oft von Handflächen und Fußsohlenjucken eingeleitet, es kommt zu allgemeinem Hitzegefühl, Quaddeln am Körper, Atemnot, Verschwellungen verschiedener Körperpartien, auch Durchfälle, Übelkeit und Erbrechen sind möglich. Schließlich kommt es zur Bewusstlosigkeit.

> ▶Der anaphylaktische Schock kann durch Medikamente, Insektengifte, aber auch durch potente Nahrungsmittel-Allergene verursacht werden (insbesondere Fisch, Hühnereiweiß, Nüsse, Pflanzensamen, Erdnüsse, Sellerie u.a.). Selten wird er durch Gemüse, Früchte oder Getreide ausgelöst.

Ein anaphylaktischer Schock durch Lebensmittel-Zusatzstoffe im Sinne einer pseudoallergischen Reaktion wie auch durch biogene Amine (Intoleranzreaktionen) wird praktisch nicht beobachtet.

Der anstrengungsbedingte Schock (exercise-induced-anaphylaxis) ist eine Sonderform des anaphylaktischen Schocks. Hier tritt das klinische Ereignis nur im Zusammenhang mit körperlicher Belastung (Sport, körperlichen Aktivitäten anderer Art, auch schnelles Gehen) nach dem Verzehr von Lebensmitteln auf. Man vermutet, dass die wenigen Menschen, die davon betroffen sind, den Botenstoff Histamin aus Mastzellen stärker freisetzen als andere Menschen. Beim Sport wird natürlicherweise weiteres Histamin freigesetzt wie auch bei gleichzeitig ablaufenden Nahrungsmittel-Allergie. Wird das Nahrungsmittel ohne nachfolgende sportliche Belastung verzehrt, passiert in der Regel nichts.

Die genaue Abklärung kann in der Regel nur unter stationären Bedingungen erfolgen.

● ADS – hyperkinetisches Syndrom: eine Allergie?

Das »hyperkinetische Syndrom« (auch Zappelphilipp genannt) ist ein sehr komplexes Krankheitsbild. Es wird neuerdings als ADS bezeichnet (Aufmerksamkeits-Defizit-Syndrom; in der englischen Literatur nennt man es ADHD = Attention-Deficiency-Hyperactivity-Disorder).

Gut zu wissen

Symptome des ADS

Das Krankheitsbild beim ADS kann wechseln, wobei die einzelnen Symptome unterschiedlich stark sein können:

- Überreaktivität
- Impulsivität
- Unruhezustände
- Zerstreutheit
- Reizbarkeit
- Affektlabilität
- Konzentrationsstörungen
- Lernschwierigkeiten
- Entwicklungsstörungen
- psychosoziale Verhaltensstörungen

Noch vor 20 Jahren glaubte man, dass diese Erkrankung ganz wesentlich auf Nahrungsmittel-Allergien oder -Intoleranzen zurückzuführen sei. Angeschuldigt wurden Phosphate in Lebensmitteln, Lebensmittel-Zusatzstoffe oder echte Nahrungsmittelallergene. Umfangreiche Untersuchungen unter Einschluss von Allergologen, Kinderärzten und Psychologen haben gezeigt, dass das Krankheitsbild zwar auch bei Allergiekranken auftreten kann, eine Allergie oder Intoleranz aber nicht ursächlich ist.

Die Symptomatik spricht weder auf Antihistaminika noch Corticosteroide an. Der Einsatz von Psychopharmaka ist umstritten.

Die Folge des ADS kann im Einzelfalle eine verzögerte Entwicklung sein.

● Neurodermitis und Ernährung

Neurodermitis (auch atopische Dermatitis) ist eine multikausale, schubweise verlaufende Erkrankung der Haut. Ekzeme mit starkem Juckreiz prägen das Krankheitsbild. Es gibt leichte und schwere Formen. In der Mehrzahl der Fälle tritt sie im frühen Kindesalter auf. Sie kann zuweilen über Jahre völlig verschwinden, um dann erneut, meist ohne sicher erkennbare Ursachen, wieder aufzutreten. Eine genetische Disposition (ererbte Neigung) ist eine wesentliche Voraussetzung.

Neurodermitis kann viele Ursachen haben.

Die Funktion des Schutzorganes Haut ist im weitesten Sinne gestört. Die Haut ist meist zu trocken und reizbar, Schweißbildung und Rückfettung sind gestört. Dies alleine kann ursächlich für die Ekzementstehung sein.

Es besteht bei manchen Patienten eine Abwehrschwäche des Hautorgans, wobei jedoch der Rückschluss, dass der ganze Mensch abwehrgeschwächt ist, falsch wäre. Die lokale Abwehrschwäche äußert sich in Infektionen durch Staphylokokken, die der gesunden Haut keinen Schaden zufügen.

Das Krankheitsbild Neurodermitis hat in den letzten Jahrzehnten bevorzugt in den industrialisierten Ländern stark zugenommen. Die Häufigkeit bei Kindern und Jugendlichen wird auf 10 bis 20 % geschätzt. Als ursächlich sieht man die veränderten Lebensgewohnheiten an, den Lebensstil, das private (häusliche Wohnbedingungen) und das allgemeine Umfeld (Luftver-

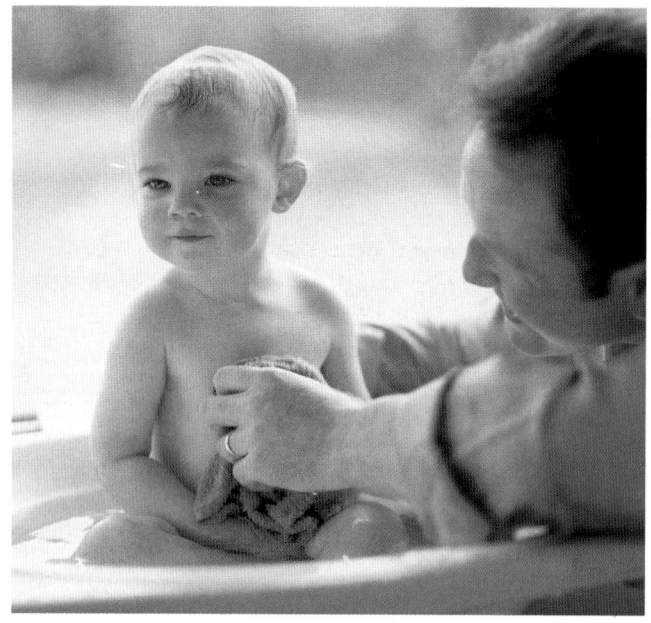

Körperpflegemittel können zu Kontaktallergien führen und so eine Neurodermitis begünstigen.

Auch Medikamente können im Einzelfall ebenfalls Mittäter sein.

schmutzung), eine vermehrte Allergenexposition, eine Abnahme von Infektionen in der Jugend durch verbesserte Hygienemaßnahmen, Ernährung usw.

Im Individualfalle führen unterschiedliche Einwirkungen zu einem erneuten Schub. Stresssituationen und emotionale Schwankungen sind nicht unbedeutend. Es gibt Patienten, bei denen überhaupt keine Allergien festgestellt werden können, die aber ebenfalls eine atopische Dermatitis haben. Verschiedenste Umstände müssen im Individualfalle berücksichtigt werden: Verschlechterung bei Pollenallergikern während der Hauptsaison, falsche Kleidung (Wolle juckt grundsätzlich!), Waschmittel, Sonnenlicht, Infekte, Impfungen u. a. Auch häusliche Allergene wie Tierhaare sowie Hausstaubmilben können eine Rolle spielen.

Die Neurodermitis kann durch Nahrungsmittel bzw. Nahrungsmittel-Zusatzstoffe zwar durchaus beeinflusst werden, trotzdem ist auch die Neurodermitis grundsätzlich *nie* Ausdruck einer ausschließlichen Nahrungsmittel-Allergie. Aus diesem Grunde sind verdachtsweise Diäten, ohne dass eine Diagnose gestellt wurde, keinesfalls zu empfehlen, schon gar nicht über Jahre!

Besteht der dringende Verdacht, dass eine Nahrungsmittel-Allergie wesentliche Wirkung auf das Ekzembild hat, so ist eine so genannte Probediät unter ärztlicher Aufsicht über einen Zeitraum von drei bis vier Wochen sinnvoll. Für Erwachsene kommt eine so genannte oligoantigene Diät in Frage (s. Seite 47). Bei Kindern muss je nach Alter eine individuelle diätetische Beratung erfolgen. Hauttests sind auch hier unverzichtbar.

Nahrungsmittel, die so genannte biogene Amine enthalten (s. Seite 129 ff), können das Ekzembild verstärken, auch wenn es sich hier nicht um eine allergische Reaktion handelt.

Durch die gestörte Abwehrfunktion der Haut besteht eine besondere Neigung zur Kontaktallergie, die das Problem noch verschlimmert. Häufig ist die Nickelallergie. Eine so genannte »Nickeldiät« ist umstritten. Sie darf nicht über einen längeren Zeitraum unkontrolliert verordnet werden, da hierbei wesentliche Grundnahrungsmittel aus dem Ernährungsrepertoire gestrichen werden.

Auch die Körperpflegemittel können zu Kontaktallergien führen, insbesondere die so genannte Naturkosmetik.

Die Bedeutung von Lebensmittel-Zusatzstoffen (z. B. Konservierungsstoffe und Farbstoffe) wird wesentlich überschätzt. Studien kamen zu dem Ergebnis, dass nur 2 bis 7 % der Kinder mit Neurodermitis auf diese Zusatzstoffe mit einer Verschlechterung des Ekzems reagieren.

Naturkosmetik kann bei Allergikern eher problematisch sein.

Erkrankungen, die einer Allergie ähneln, aber keine sind

Überwiegend handelt es sich hier um Magen-Darm-Erkrankungen mit Blähungen, Übelkeit, Durchfall und Erbrechen, es kann auch zum Gewichtsverlust und bei Kindern zu einer Gedeihstörung kommen.

Alle im Folgenden genannten Erkrankungen haben nichts mit einer Allergie, Pseudoallergie oder Intoleranzreaktion (s. Seite 19) zu tun.

● Zöliakie – einheimische Sprue

Glutenfrei sind: Reis, Mais, Hirse, Buchweizen, Soja, Kartoffeln, Maniok, Quinoa, Amaranth Guarkernmehl, Johannisbrotkernmehl, Saaten

Hierbei handelt es sich um eine Erkrankung des Dünndarmes. Bei Kindern nennt man die Erkrankung Zöliakie, beim Erwachsenen einheimische Sprue.

Die Erkrankungsverläufe sind unterschiedlich schwer, die Diagnose kann nur ärztlicherseits gestellt werden. Die Bestimmung von Gluten-Antikörpern im Blut ist nicht ausreichend. Nur mit einer Gewebeentnahme (Magenspiegelung) kann die Diagnose gestellt werden.

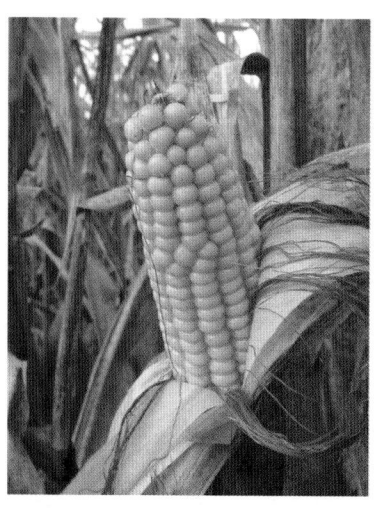

Übeltäter ist ein bestimmtes Eiweiß in verschiedenen Getreiden: Das Gluten (Klebereiweiß, auch Gliadin genannt) zerstört die feinen Dünndarmzotten, was mit einer Einschränkung der Nährstoffaufnahme in unterschiedlichem Maße einhergeht. Die Therapie besteht in einer lebenslangen Meidung derjenigen Nahrungsmittel, die Gluten enthalten (s. Leseempfehlungen, Seite 186).

Glutenfreie Produkte gibt es in Reformhäusern.

Mais ist glutenfrei.

● Laktose-Intoleranz: Unverträglichkeit von Milchzucker

▶ Bei der Laktose-Intoleranz handelt es sich nicht um eine allergische Erkrankung.

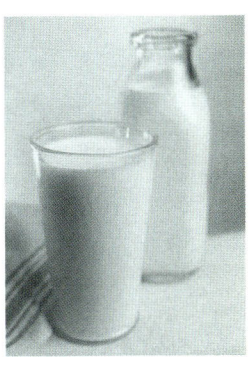

Die Laktose (der Milchzucker) ist ein Kohlenhydrat. Sie kommt in der Muttermilch des Menschen und der Säugetiere, somit auch in Kuhmilch und Milch anderer Tierspezies vor.

Bei der Unverträglichkeit von Milchzucker liegt ein Mangel des Enzyms Laktase vor. Es kommt in unterschiedlichem Ausmaße bei Kindern wie auch Erwachsenen zu Durchfällen, Blähbauch, Bauchschmerzen und Übelkeit. Die Symptome sind mengenabhängig. Bei Kindern können die Verläufe recht schwer sein, wenn der Laktasemangel angeboren ist. Die Diagnose kann nur ärztlicherseits gestellt werden.

In Reformhäusern und Supermärkten gibt es mittlerweile laktosefreie Milch.

Je nach Schweregrad muss in der Ernährung auf viele Milchprodukte teilweise oder ganz verzichtet werden. Mittlerweile gibt es laktosefreie Milch (Minus-L) in Reformhäusern und Supermärkten (s. Leseempfehlung).

Die Laktose-Intoleranz ist nicht selten mit einer Zöliakie oder Sprue verbunden.

● Fruktose- und Sorbit-Malabsorption

▶ Auch bei der Fruktose- und Sorbit-Malabsorption handelt es sich nicht um eine allergische Erkrankung.

Es gibt Patienten, die trotz intakter Darmfunktion Fruktose und/oder Sorbit nicht ausreichend aufnehmen können. Dies führt zu Blähungen, Bauchkrämpfen, Luftansammlungen, Durchfällen, Übelkeit u. a. Diese Störungen können angeboren, erworben, phasenweise oder dauerhaft auftreten. Bei angeborener Fruktose-Intoleranz schon im Säuglingsalter muss eine strikte Diät eingehalten werden (s. Leseempfehlungen, Seite 186).

Die Diagnostik erfolgt beim Gastroenterologen in der Praxis oder in entsprechend spezialisierten Ambulanzen.

Allergien: ein psychisches und hormonelles Problem?

Noch vor nicht allzu langer Zeit wurde immer propagiert, dass allergische Erkrankungen überwiegend durch psychische Einflüsse entstehen, was aber in dieser Weise nicht vertreten werden kann. Der Mensch besteht nun einmal aus Körper, Geist und Seele, eine Trennung mit einer ausschließlichen Betrachtung von Körperfunktionen ist ebenso unglücklich wie die seelischen Vorgänge oder die geistigen Funktionen isoliert von anderen zu sehen.

● Wie die Psyche auf des Immunsystem wirkt

Psychischer Stress – ob positiv oder negativ – wirkt sich immer auf Krankheitssymptome aus.

Die Wissenschaft hat in den letzten Jahren deutlich machen können, dass auch das Immunsystem psychischen Einflüssen unterliegt. Aus diesen Erkenntnissen hat sich in den letzten Jahren ein neuer Forschungszweig entwickelt, die so genannte Psycho-Neuro-Immunologie. Heute weiß man, dass sich beispielsweise psychischer Stress (im positiven oder negativen Sinne) auf verschiedene Krankheitssymptome in günstiger oder ungünstiger Weise auswirken kann.

Auch körperlicher Stress beeinflusst die allergischen Reaktionen.

Dies gilt auch für allergische Erkrankungen. Unter negativen Stressbedingungen kann es beim Asthma zu verstärkten Anfällen kommen, was allerdings auch im Stadium der Freude möglich ist. So kann beispielsweise beim Lachen infolge der Reizbarkeit des Atemwegsystems Atemnot eintreten. Gleiches gilt für körperlichen Stress wie Rennen oder Hitzeeinwirkung, was aber auch für Hauterkrankungen sowie auch für Erkrankungen des Magen-Darm-Kanals gilt.

Man muss sich also davor hüten, Patienten mit allergischen Erkrankungen unter dem Begriff psychisch krank einzuordnen.

Es ist sicher verständlich, dass Patienten mit stetem Hautjucken oder Atemnot »nervös« werden. Asthmakranke und Hautkranke, deren Schlaf häufig gestört wird, sind in der Regel am Tage weniger leistungsfähig. Diese psychischen Belastungen sind aber nicht die Ursache, sondern die Folge allergischer Erkrankungen. Alle diese Stressfaktoren können auf die Freisetzung von Histamin aus Mastzellen einwirken.

● Wie Hormone das Immunsystem beeinflussen

Auch Hormone nehmen Einfluss auf das Immunsystem, auf den Gesamtorganismus und auf die psychische Verfassung.

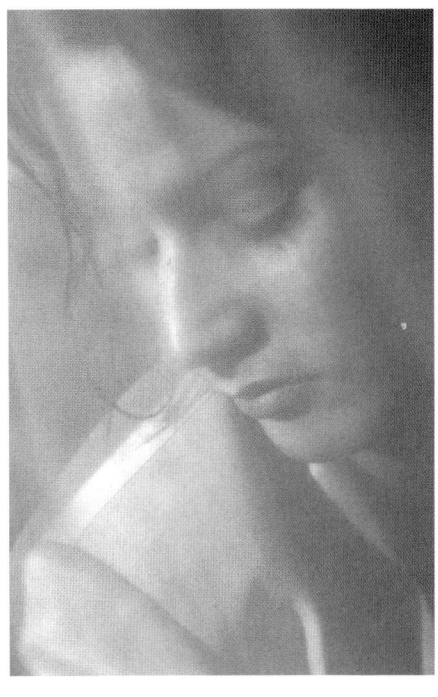

Geschlechtshormone bei Frauen, über die man besser Bescheid weiß als über die Wirkung männlicher Hormone, beeinflussen beispielsweise nachgewiesenermaßen die Freisetzung von Histamin aus Mastzellen. Dies kann zur Beeinflussung der Schwere der allergischen Reaktionen und der Häufigkeit des Auftretens führen. Die bronchiale Reizschwelle wird durch Östrogene negativ beeinflusst. Im weiblichen Zyklus ist die Konzentration an Östrogenen während des Eisprunges besonders hoch. Die stabilste Phase bei Frauen ist die erste Zyklushälfte.

Allergien führen oft zu psychischen Belastungen.

In diesem Zusammenhang ist auch die Zusammensetzung der »Pille« zur Verhütung oft ganz wesentlich.

● Auch die Schilddrüse bedarf einer Bemerkung

Bei einer Schilddrüsenüberfunktion ist die Histaminfreisetzung durch Allergene aus Mastzellen gesteigert. Schilddrüsenstörungen sollten unter dem Aspekt der möglichen ungünstigen Beeinflussung allergischer Erkrankungen der Haut, der Atemwege und des Magen-Darm-Kanals beachtet und ggf. behandelt werden.

Eine Schilddrüsenüberfunktion ist zwar nicht die Ursache einer Allergie, beeinflusst sie jedoch ungünstig.

Die Diagnostik von Nahrungsmittel-Allergien

Gut zu wissen

Diagnoseschritte in der Allergiediagnostik

Die folgenden Diagnoseschritte sollten in einer sinnvollen Reihenfolge durchgeführt werden, da sich die verschiedenen Punkte gegenseitig ergänzen.

- Krankengeschichte (Allergieanamnese)
- Hauttestung mit Nahrungsmittel-Allergenen (verschiedene Techniken)
- Antikörperbestimmung im Blut
- Auslasstests (Eliminationsdiät) und Suchdiäten
- Provokationstests
- Erstellung einer Checkliste

Eine richtige Diagnose kann immer nur der allergologisch erfahrene Arzt stellen.

Nur die Kombination dieser verschiedenen Schritte führt zu einer sicheren Diagnose. Bei der Fülle der auf dem Markt befindlichen Lebensmittel, Bestandteile und Zusatzstoffe ist es dem Patienten heute kaum noch möglich, seine Diagnose selbst zu finden. Nur der allergologisch versierte Arzt kennt die so genannte Ökologie der Allergene (Verbreitung und Vorkommen von Lebensmittelallergenen und Bestandteilen). Aber auch für ihn kann die Allergiediagnostik im Allgemeinen wie auch die Diagnostik der Nahrungsmittel-Allergie im Besonderen eine Suche nach der Stecknadel im Heuhaufen sein. Im Folgenden werden die einzelnen Maßnahmen genauer erklärt.

● Krankengeschichte (Allergieanamnese)

Bei der Allergieanamnese informiert sich der Arzt in einem Gespräch über Allergien in der Familie (gibt es einen Hinweis auf eine ererbte Neigung), über die Symptome des Patienten (z. B. Heuschnupfen) und über die früher aufgetretenen Beschwerden.

Hierzu gibt es vorgefertigte Fragebögen, die aber das Gespräch mit dem Arzt auf keinen Fall ersetzen. In manchen Fällen wird der Arzt den Patienten auffordern, beim nächsten Auftreten ein Foto der Symptome (z. B. Schwellungen, Ekzeme) anzufertigen, da manche Hauterscheinungen immer dann auftreten, wenn man nicht beim Arzt ist. Und niemand kann eine sinnvolle Diagnose stellen, wenn er eine Krankheit nicht gesehen hat.

Viele Patienten möchten gerne beim Finden der richtigen Diagnose mithelfen. Im Falle eines Verdachts auf eine Nahrungsmittel-Allergie kann ein Protokoll sehr hilfreich sein. Dabei muss der Patient genau aufschreiben, wann er was (mit möglichst genauer Zusammensetzung) verzehrt hat und wann (genauer Zeitpunkt) welche Beschwerden aufgetreten sind. Leider kommt es auch unabhängig von Fragebögen noch viel zu häufig vor, dass Patienten nur das dem Arzt erzählen, was sie als Ursache ihrer Allergie betrachten. Dabei wird dann vergessen, was wirklich alles verzehrt wurde. Dabei ist auch an Genussmittel und Getränke zu denken. Nicht selten sind auch Medikamente für Beschwerden verantwortlich; auch sie müssen im Protokoll erwähnt werden,

Im Protokoll sollten keine Spekulationen stehen!

Viele Patienten gehen davon aus, dass sie, wenn sie plötzlich erstmals etwas nicht vertragen, auf etwas »Besonderes« reagieren. Nahrungsmittel-Allergien werden aber durch die gängigen Nahrungsmittel-Allergene ausgelöst, selten durch das Besondere. Auch die Annahme, dass es etwas »Neues« sein muss, was krank gemacht hat, ist eine Fehleinschätzung der Situation. Häufig ist für Patienten schwer verständlich, dass sie gerade jetzt (warum nicht früher?) auf etwas reagieren, was sie bisher vertragen haben. Genau diese lange Zeit der Exposition ist der Grund, warum man irgendwann auf ein Lebensmittel reagiert, wenn eine angeborene Anfälligkeit für Allergien vorliegt. Auf etwas ganz Neues, was man nie vorher verzehrt hat, kann man nicht reagieren. Wenn man ein Nahrungsmittel lange genug verzehrt hat, kann dann der Eimer plötzlich überlaufen; man wird krank.

▶ Es ist nie das »Besondere« und in der Regel nie das »Neue«, was einen Patienten plötzlich erkranken lässt.

Es gibt praktisch keinen Patienten, der ab der Geburt einen Heuschnupfen hat. Dieser stellt sich mehr oder weniger stark, früher oder später ein. Voraussetzung ist eine längerfristige Exposition (Inhalation) von Pollenallergenen in bestimmten Jahreszeiten.

● Eine »Eiweißallergie« gibt es nicht

Es kommt häufig vor, dass ein Patient glaubt, eine »Eiweißallergie« zu haben – ein Begriff, der völlig untauglich ist für die Suche nach den Nahrungsmittel-Allergenen. Dies hat sicher auch etwas mit unseren Medien zu tun, auch mit Außenseitermeinungen, die »Eiweiße« als schlecht bezeichnen. Meistens sind tierische Eiweiße, z. B. Kuhmilch oder Schweinefleisch, gemeint.

Eiweiße sind Grundbausteine aller Nahrungsmittel von Pflanze und Tier. Eiweiße (Proteine) kommen sowohl in Kuhmilch als auch in Getreide, sogar im Pfefferminztee vor. Der Begriff »Eiweißallergie« ist somit völlig untauglich. Außerdem verleitet er dazu, dem Patienten Angst zu machen, dass er alle Produkte, auf denen das Wort Protein oder Eiweiß abgedruckt ist, nicht vertragen könnte. Häufig wird auch der Fehler gemacht, verdachtsweise »Eiweiß« wegzulassen, ohne dass eine Diagnose vorliegt. Dies führt über kurz oder lang zu einer Mangelernährung.

Bei Kindern überwiegen Allergien gegen tierische, bei Erwachsenen gegen pflanzliche Eiweiße.

Wenn das Wort »Eiweiß« genannt wird, muss es grundsätzlich mit der Nennung der Quelle verbunden sein. Man muss also z. B. von Hühner-Eiweiß-Allergie, Soja-Eiweiß-Allergie oder Getreide-Eiweiß-Allergie sprechen. Zu berücksichtigen bleibt dabei, dass Eiweißallergien gegen tierische Nahrungsmittel bei Säuglingen und Kleinkindern entsprechend ihrer Ernährungsgewohnheiten häufiger sind als beim Erwachsenen. Allergien gegen Kuhmilch- oder Hühnereiweiß treten bei Kindern häufiger auf. In der Erwachsenenkost überwiegen pflanzliche Nahrungsmittel, so dass Allergien gegen tierische Eiweiße beim Erwachsenen wesentlich seltener sind.

Letztendlich besteht bei einer wie auch immer gearteten Unverträglichkeit eines Nahrungsmittels grundsätzlich die Gefahr, andere ursächliche Erkrankungen zu übersehen, wenn man sich zu sehr auf die Annahme einer Nahrungsmittel-Allergie als auslösende Ursache einer Erkrankung fixiert. Man kann auch mehrere Krankheiten haben, z. B. eine Milchallergie und ein Magengeschwür!

Wenn jemand einen Gallenstein hat, verträgt er häufig keine Hühnereier.

> ►Es ist also, insbesondere bei Symptomen am Magen-Darm-Kanal, aber auch bei Asthma, bei Neurodermitis u. a. grundsätzlich erforderlich, auch an andere Erkrankungen zu denken, die scheinbar eine Allergie imitieren.

Wir konnten bei unseren Patienten feststellen, dass bei 25 % überhaupt keine allergische Erkrankung, sondern alle möglichen anderen Erkrankungen vorlagen. Manche hatten sogar einen positiven allergologischen Test, was aber – wie bereits mehrfach erwähnt – die Krankheit nicht unbedingt aufklärt. Auch hieraus kann man wieder ableiten, dass es ohne einen allergologisch erfahrenen Arzt nicht geht.

Ein Patient profitiert also am meisten, wenn er mit dem Arzt über seine Symptome spricht (Husten, Schnupfen, Hautjucken, Schwellungen u. a.), und nicht mit der Diagnose »Allergie« ins Haus fällt. Man kann auch einen Arzt verführen, in eine Sackgasse zu laufen, wenn eine Krankengeschichte allzu sehr mit Spekulationen gespickt ist, »was es alles sein könnte«. Dabei wird dann oft ein wesentliches Detail vergessen, was dem Arzt ermöglichen würde, eine andere »Fährte« zu verfolgen. Das Nahrungsprotokoll (wann wurde was verzehrt) ist eine der nützlichsten Hilfestellungen, die der Patient dem Arzt geben kann, wobei die Genauigkeit der Angaben im Rahmen des Möglichen eine Grundvoraussetzung ist.

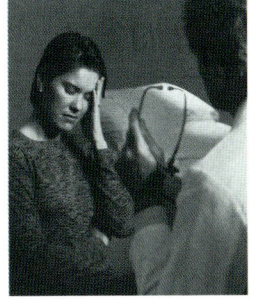

Schildern Sie Ihrem Arzt Ihre Symptome so genau wie möglich.

> ►Wird z. B. berichtet, dass man durch ein Brötchen Bauchschmerzen bekommen hat, so ist es nicht sinnvoll, sofort von einer Weizenmehl- oder Hefeallergie zu sprechen und dabei zu vergessen, dass es sich um ein Sesambrötchen gehandelt hat. Auch der Belag ist wichtig sowie das begleitende Getränk.

● Hauttestung mit Nahrungsmittel-Allergenen

Aus dem Anamnesegespräch und ggf. einem Protokoll, in Kenntnis der gesamten Krankengeschichte eines Patienten, können dann bestimmte Nahrungsmittel-Allergene gezielt getestet werden. Berücksichtigt man, dass etwa 6000 Lebensmittel und Bestandteile auf dem Markt sind, so kann man anhand des Protokolls immer nur eine gezielte, kleine Auswahl der Testallergene treffen. Die Zahl der möglichen Auslöser kann man damit schon mal um einige Tausend vermindern. Was nicht verzehrt wird, muss auch nicht getestet werden.

Techniken für die Hauttestung

Reibtest: Wenn vermutet wird, dass jemand äußerst stark allergisch ist (z. B. bei anaphylaktischem Schock), kann mit einem frischen Lebensmittel ein so genannter Reibtest am Unterarm durchgeführt werden; nach 20 Minuten entstehen dann juckende Quaddeln und die Haut rötet sich. Fällt dieser Test negativ aus, so ist lediglich eine hochgradige Sensibilisierung ausgeschlossen, nicht aber eine mittelgradige Allergie.

Prick-Test: Mit dem Prick-Test werden handelsübliche Allergielösungen auf die Haut aufgebracht. Mit einer kleinen Lanzette oder einer Nadel wird die Haut kurz angestochen. Nach 15 bis 20 Minuten entsteht dann eine Quaddel mit rotem Hof, die wie ein Mückenstich aussieht.

Scratch-Test: Beim zuvor genannten Prick-Test ergibt sich z. B. bei Fruchtextrakten die Schwierigkeit, dass die fertigen Testlösungen die Allergene nicht mehr in ausreichendem Maße enthalten; der Test fällt dann fälschlicherweise negativ aus. Deshalb weicht man auf den Scratch-Test aus: Hier werden frische Lebensmittel auf eine oberflächliche Kratzstelle an der Haut aufgebracht, wiederum entstehen Quaddeln mit Rötungen innerhalb von 15 bis 20 Minuten.

Intrakutan-Test: Bei Kindern sind Prick-Tests für die wesentlichen Allergene mit Allergenextrakten aus dem Handel in der Regel ausreichend. Für Erwachsene trifft dies nicht immer zu. Fällt

Scratch-Test.

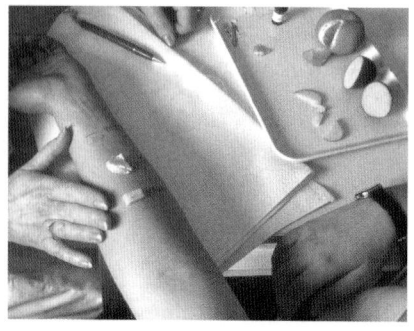

also ein Prick-Test negativ aus und bleibt der Verdacht auf eine allergische Reaktion durch ein ganz bestimmtes Lebensmittel bestehen, so muss intrakutan getestet werden. Hierbei wird ein Tropfen Extrakt mit einer Spritze in die Haut eingebracht; es kommt dann nach 15 bis 20 Minuten zu einer Reaktion wie ein großer Mückenstich.

Mitunter ist es erforderlich, die verschiedenen Testtechniken miteinander zu kombinieren. Insbesondere ist der Scratch-Test mit frischen Lebensmitteln eine gute Möglichkeit, einen evtl. negativen Prick-Test mit einem schwachen Allergenextrakt aus dem Handel zu überlisten.

Bei Hauttests sind schwere Nebenwirkungen bei sinnvollem Umgang und in Kenntnis der Krankengeschichte normalerweise nicht zu erwarten. Es ist aber nicht ganz auszuschließen, dass doch einmal eine Allgemeinreaktion (in der Regel das Symptom, an dem der Patient leidet) erscheint, wenn jemand höhergradig allergisch ist.

Gut zu wissen

Finger weg von Selbsttestung!

Meine Patienten kamen mitunter auf die Idee, Scratch-Tests mit frischen Lebensmitteln zu Hause durchzuführen, um den Arztbesuch zu sparen. Ich kann davor nur dringend warnen! Die Aggressivität eines Allergens ist den Patienten in der Regel nicht bekannt, er begibt sich durch den Selbst-Test möglicherweise in eine bedrohliche Situation.

Auch kann nicht alles im Scratch-Test überprüft werden. Sehr scharfe oder saure Produkte können so genannte falsch-positive Hautrötungen hervorrufen, da sie die Haut reizen. Nicht jedes Produkt ist also für einen Scratch-Test geeignet.

Wie aussagekräftig ist ein Hauttest?

Ein positiver Hauttest alleine sagt noch nichts über die tatsächliche Krankheit des Patienten aus. Ein positiver Haut- oder auch Bluttest sagt lediglich aus, dass Antikörper vorhanden sind. Wie schon mehrfach erwähnt, braucht der Patient beim Verzehr keinerlei Beschwerden zu haben.

Was bedeutet ein positiver Haut- oder Bluttest?

1. Er kann Ausdruck einer früheren Erkrankung sein (z. B. liegt ein positiver Hauttest auf Kuhmilch vor, wenn in der Kindheit eine klinische Kuhmilch-Allergie bestand, die dann verschwunden ist).

2. Ein positiver Hauttest kann auch bedeuten, dass jetzt gerade eine bestimmte Erkrankung durch ein bestimmtes Nahrungsmittel-Allergen ausgelöst wird (aktuelle Sensibilisierung). Er fällt dann in der Regel stärker aus.

3. Ein positiver Hauttest kann schon lange vor Beginn einer klinischen Erkrankung vorhanden sein. Üblicherweise wird jedoch ein Allergietest dann durchgeführt, wenn jemand schon Symptome hat, also eine klinische Erkrankung vorliegt. Beispielsweise könnte man bei einem Patienten, der erstmals in einigen Jahren an den Symptomen eines Heuschnupfens leiden wird, schon einige Jahre vorher einen positiven Hauttest feststellen. Solange die Krankheit also nicht ausgebrochen ist, hat dieser Test lediglich die Aussage eines möglichen Beginns eines Heuschnupfens, er muss aber nicht eintreten!

● Antikörperbestimmung im Blut

Für viele Nahrungsmittel-Allergene und Bestandteile gibt es die Möglichkeit der IgE-Antikörper-Bestimmung im Blut.

▶Die Antikörperbestimmung im Blut ist um einiges *unzuverlässiger* als der Hauttest und kann für sich alleine nicht zur Allergiediagnose herangezogen werden.

Man kann also keinem Patienten raten, Bluttests in einem Labor selbständig durchführen zu lassen, da die Interpretation nur vor dem Hintergrund der Krankengeschichte ärztlicherseits möglich ist. Auch die Zuverlässigkeit für die Labortests ist unterschiedlich. Man muss mit 50 % falsch-negativen Resultaten rechnen, obwohl nachweislich eine Allergie gegen tierische Proteine (z. B. Kuhmilch-Proteine, Fleisch, Fisch, Hühnerei) besteht. Hier muss ein Hauttest weiterhelfen. Bei pflanzlichen Nahrungsmitteln ergeben sich häufig positive Reaktionen, die überhaupt keine Bedeutung haben. So kann beispielsweise ein Patient mit einer Getreidepollen-Allergie (Heuschnupfen) durchaus Antikörper gegen Roggenmehl haben, ohne dass dies eine Bedeutung hat. Der positive Test kommt durch die Kreuzreaktion zwischen Roggenpollen und Roggenmehl zustande.

Die IgE-Bestimmung im Blut stellt nur in manchen Fälle eine ergänzende Diagnostik dar.

Die Blutbefunde (RAST) werden mit Klassen (0–6) angegeben oder 0–4 je nach Testsystem (verschiedene Hersteller). All dies weiß nur der allergologisch erfahrene Arzt.

Was bedeutet ein positiver Haut- oder Bluttest für die Ernährung?

Bei allen genannten Testverfahren muss berücksichtigt werden, dass sowohl die Hauttestlösungen, die Scratch-Tests mit frischen Lebensmitteln, wie auch die im nächsten Abschnitt besprochenen Labor-Bluttests immer mit unbearbeitetem Material (frisch, roh) durchgeführt werden. Daher dienen sie nicht grundsätzlich als Grundlage einer nachfolgenden Ernährungsempfehlung (Vermeidung oder geringerer Verzehr).

Der positive Haut- wie auch Bluttest ist noch kein Diätplan.

Viele Nahrungsmittel werden, auch wenn der Test mit Frischextrakt positiv ausfällt, in der Regel gar nicht ungekocht verzehrt. Viele Nahrungsmittel-Allergene sind hitzelabil, sie werden im Kochtopf praktisch allergologisch inaktiv. Andere bleiben allergologisch aktiv, das heißt sie sind hitzestabil. Und dann gibt es Lebensmittel, die teilweise hitzestabil sind. Für die Ernährungsempfehlung muss all dies berücksichtigt werden. Wenn ein Lebensmittel zum Teil hitzestabil, zum Teil hitzelabil ist, so hängt es von der Krankengeschichte, vom Sensibilisierungsgrad (wie hochgradig ist jemand allergisch?) und auch von der Schwere des Symptoms ab, ob ein Nahrungsmittel dann ganz, teilweise oder gar nicht verzehrt werden darf und in welcher Form (roh oder gekocht).

Gut zu wissen

Viele Nahrungsmittel-Allergene sind hitzelabil

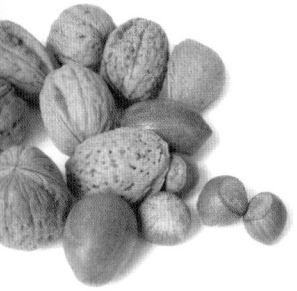

Äpfel beispielsweise sind hitzelabil; kaum ein Patient wird also auf Apfelmus reagieren. Dies gilt für fast alle Früchte, so dass ein positiver Hauttest mit einer Frucht in rohem Zustand grundsätzlich nicht bedeutet, dass sie gar nicht mehr verzehrt werden darf.

Nüsse z. B. sind ganz oder teilweise hitzestabil, so dass oft geraten werden muss, Nüsse gänzlich zu vermeiden. Die Entscheidung hierüber kann nur ärztlicherseits getroffen werden. (Siehe auch Kapitel »Lebensmittelkunde«, Seite 77.)

Nüsse sollten von Baumpollen-Allergikern generell gemieden werden!

● Diagnostik mit »Außenseiter«-Methoden?

Die meisten Alternativmethoden sind für die Diagnostik ungeeignet.

Seit einigen Jahren wird zunehmend ein bunter Strauß so genannter Außenseiter-Diagnostiken angeboten. Sie sind alle wissenschaftlich überprüft und haben keine Vorteile gebracht weder für die Diagnostik noch für die Therapie – man könnte auch würfeln.

IgG- und IgG4-Tests

Diese Tests werden oft im großen Umfang und sehr teuer angeboten. Propagiert werden sie insbesondere von medizinischen Laboratorien. Auf eine Überprüfung der Diagnose wie auch auf Hauttests glaubt man hier verzichten zu können. Die Patienten werden überschüttet mit positiven Befunden, in der Regel werden auch seitenweise Diätempfehlungen mitgeliefert – ohne ärztliche Überprüfung. In diesen Untersuchungen werden auch Nahrungsmittelbestandteile und -zusatzstoffe überprüft, obwohl es sich überhaupt nicht um eine allergische Reaktion handelt, somit Antikörper gar nicht zu erwarten sind.

Aus wissenschaftlichen Untersuchungen wissen wir, dass weder IgG- noch IgG4-Bestimmungen zur Diagnose führen können.

»Bioresonanztest«

Von verschiedenen Ärzten wird dieser Test durchgeführt, mit dem dann auch noch unglücklicherweise der Effekt einer Karenzdiät überprüft wird. Er ist in keiner Weise einer fundierten und erfolgreichen Diagnostik wie auch Therapie dienlich. Auch die Versprechungen, dass Allergien »wieder gelöscht werden können«, ist eine Behauptung, die durch wissenschaftliche Überprüfung in keiner Weise nachempfunden werden konnte: Das Erbgut kann man nicht löschen!

Diagnostik bei Heilpraktikern

Heilpraktiker propagieren für Patienten mit allergischen Erkrankungen die Schädlichkeit von Schweinefleisch, Weißmehl, Zucker und Eiweiß (sie meinen meist die Milch damit). Die vermeintlichen Unverträglichkeiten machen sie für alle nur erdenklichen Erkrankungen verantwortlich, nicht nur für allergische. Dies zeigt bereits, dass man mit den verdachtsweisen Diäten, die dann folgen, kaum weiterkommt. Allergietests werden von Heilpraktikern nicht durchgeführt.

»Kinesiologie«

Dieser »Test« beansprucht, alle Arten von Allergien und unspezifischen Unverträglichkeiten dadurch zu erkennen, dass ein Allergen, auch wenn es in einem Fläschchen eingeschweißt ist, bei Körperkontakt zu einer Änderung der Muskelspannung führt, was dann als Diagnostikum gewertet wird. Wissenschaftliche Überprüfungen haben festgestellt, dass es sich ausschließlich um eine Suggestivwirkung handelt, denn Allergene wirken nicht auf die Muskeln.

»Elektroakupunktur nach Voll«

Die häufig durchgeführte »Elektroakupunktur nach Voll« (EAV) ist in gleicher Weise einzustufen.

● Nahrungsmittel-Allergie – eine endgültige Diagnose?

Bei einer Vielzahl von Patienten wird immer wieder festgestellt, dass eine Nahrungsmittel-Allergie (d. h. die Erkrankung durch Nahrungsmittel) kein lebenslanges Schicksal bedeuten muss. Es ist daher sinnvoll, Allergietests (insbesondere Provokationstests) etwa alle drei Jahre zu wiederholen und sich ärztlich beraten zu lassen, wenn es sich um wesentliche Grundnahrungsmittel handelt. Je nach Ergebnis der Tests sollten der aktuelle Stand der Erkrankung ermittelt und die notwendigen Einschränkungen im Rahmen einer Diätempfehlung neu festgelegt werden.

Toleranz ist möglich

Oft ergibt sich nach drei- bis sechsjähriger Einhaltung einer eingeschränkten Ernährung eine zunehmende Verträglichkeit für manche Nahrungsmittel (Toleranz). Im Zuge der Toleranzzunahme kann der Betroffene kleinere Mengen der allergenhaltigen Nahrungsmittel *gelegentlich* wieder essen und wird sie auch vertragen. Folgt ein exzessiver Verzehr in größeren Mengen, wird er mitunter rückfällig.

Ob und in welchem Umfange dies der Fall ist, hängt von der Art der Erkrankung ab, die durch ein bestimmtes Nahrungsmittel ausgelöst wird, sowie vom Grad der Sensibilisierung (leicht, hochgradig). Auch die allergene Potenz (Stärke des Allergens) des jeweiligen Nahrungsmittels für den einzelnen Patienten spielt hierfür eine Rolle.

Gut zu wissen

Manche Nahrungsmittel-Allergien bleiben leider ein Leben lang

Hier handelt es sich meist um hochaggressive Allergene, z. B. verschiedene Fischsorten, Hühnerei, Nüsse, Erdnüsse, Hülsenfrüchte, Sellerie und Pflanzensamen (Sonnenblumenkerne, Sesam, Mohn u. a.). Sie müssen demnach lebenslang berücksichtigt werden.

● Auslasstests (Eliminationsdiät) und Suchdiäten

Eliminationsdiät

Stehen nach einer Allergiediagnostik in Kenntnis der Kranken-geschichte nur einige wenige Lebensmittel zur Diskussion, kann es durchaus sinnvoll sein, zunächst einen so genannten Auslass-test durchzuführen. Der Patient muss dabei ein Protokoll füh-ren. Verschwinden die Symptome beim Weglassen einiger weni-ger Nahrungsmittel, so kann die Diagnostik beendet werden. Ist dies nicht der Fall, kann man auch mit einem Suchtest weiter-machen.

Welche Diäten in welcher Reihen-folge durchgeführt werden, ist von Fall zu Fall unterschied-lich.

> ▶ Ein Auslasstest (so genannte Allergenkarenz) hat nur dann einen Sinn, wenn man sicher weiß, was man auslassen möchte. Ungezielte Verfahren führen in der Regel zu einer Fehldiagnose.

Besonders deutlich ist dies bei Magen-Darm-Erkrankungen: Da durch den Verzicht auf stark gewürzte oder blähende Speisen der Darm »geschont« wird, kommt es oft zu einer Verbesserung der Symptome. Das bedeutet dann im Rückschluss aber nicht, dass eine Allergie besteht. Ähnlich ist es, wenn jemand vermu-tet, dass er Kuhmilch nicht verträgt. Meidet er dann die Kuh-milch, so kann eine Besserung eintreten. Es kann also eine Kuh-milch-Allergie vorliegen, aber auch eine Laktose-Intoleranz (s. Seite 31) ist möglich. Die Unterscheidung ist klinisch insofern wichtig, als die Unverträglichkeit von Laktose eine ungefähr-liche Erkrankung ist, die Kuhmilch-Allergie hingegen gelegent-lich gefährlich sein kann. Aus diesem Grunde ist eine exakte Diagnosestellung äußerst wichtig.

Besonders kritisch zu beurteilen sind ungezielte Auslasstests bei einer Neurodermitis. Da diese immer schubweise verläuft, der Hautzustand mal besser, mal schlechter ist, kann eine rein zufäl-lige Hautverbesserung während eines Auslassversuchs fehlin-terpretiert werden. In gleicher Weise sind so genannte Provoka-tionstests (Esstests) mit dem Risiko der Fehldeutung behaftet (s. u.).

Kenntnis der Biologie bzw. der biologischen Gruppen der Allergene hat meist nur der allergologisch erfahrene Arzt.

Darüber hinaus gibt es noch das Phänomen der Gruppensensibilisierung (s. Seite 66 ff). Dies bedeutet, dass verschiedene Nahrungsmittel, die einer Pflanzenfamilie angehören, auch gemeinsame Allergene haben. Bei einem Auslasstest müssen diese Verwandtschaftsverhältnisse bedacht werden. Ein typisches Beispiel ist die Sensibilisierung gegen Erdnuss, bei der überaus häufig auch eine Sojaallergie festzustellen ist. Soja und Erdnuss gehören zu den Hülsenfrüchten (Leguminosen; s Seite 70). Es kann also bei nachweislicher Erdnussallergie evtl. erforderlich sein, im Auslasstest auch alle Hülsenfrüchte zu vermeiden.

Quasi-Nulldiät

Die Quasi-Nulldiät setzt große Konsequenz voraus.

Die strengste Form der diagnostischen Diät ist die sog. Quasi-Nulldiät. Sie ist bestens geeignet zu klären, ob und in welchem Umfang Nahrungsmittel überhaupt ursächlich in Betracht zu ziehen sind. Dies kann insbesondere bei Neurodermitis wichtig werden, aber auch bei anderen Krankheitsbildern, für die viele andere Ursachen möglich sind. Die maximale Dauer von drei Wochen sollte nicht überschritten werden. Sind die Beschwerden stark, wird diese strenge Diät in der Regel vom Patienten gut angenommen, muss aber gelegentlich – je nachdem, an welchem Organ die Symptome auftreten – stationär durchgeführt werden. Für Kinder ist sie nicht geeignet. Kinderärzte geben stattdessen hypoallergene vorgefertigte Nahrung und Flüssigkeit.

Gut zu wissen ### Die Zusammensetzung der Quasi-Nulldiät

- Mineralwasser
- geschälter Reis oder Kartoffeln
- gekochte Karotten und gekochter Blumenkohl
- milchfreie Margarine
- 2 Tassen schwarzer Tee oder Kaffee pro Tag
- Salz und Zucker

Verschwinden die Symptome nach Verdachtskriterien (Hauttest) unter der Quasi-Nulldiät ganz oder teilweise, kann ein Suchtest erfolgen. Bleiben die Krankheitszeichen bestehen, liegt keine Nahrungsmittel-Allergie vor.

Oligoantigene Diät

Eine weniger strenge Diät ist die oligoantigene Diät. Sie erlaubt in der Regel die Fortführung der beruflichen Tätigkeit, es erfolgt praktisch keine Mengenbegrenzung mit Ausnahme von Kaffee und Tee. Sie ist aus Nahrungsmitteln konzipiert, die selten in der angebotenen Weise allergische Symptome auslösen. Individuelle »Fehler« werden bei überschaubarem Repertoire und Protokollführung gleich erkannt. Auch hier ist die maximale Dauer drei Wochen. Einer oligoantigenen Diät *muss* der Allergie-Test vorausgehen.

Die Zusammensetzung der oligoantigenen Diät

Gut zu wissen

- Brot aus Roggenmehl, Sauerteig, Wasser, Salz, evtl. geringer Weizenanteil
- Butter
- gekochter Schinken (vom Metzger)
- Reis, Kartoffeln, eifreie Nudeln
- Rindfleisch (als Braten, nicht kurzgebraten), auch als Brotbelag
- Putenfleisch, auch als Brotbelag
- gekochtes Gemüse: Karotten, Blumenkohl, Brokkoli, Zucchini, Spargel
- rohes Gemüse: Salatgurke und Radieschen
- Obst: Banane und Melone
- Sahne und Frischkäse, wenn nach Hauttest eine Kuhmilch-Allergie nicht wahrscheinlich ist
- Gelee aus Beerenfrüchten, Rübenkraut
- zum Kochen und Backen: Olivenöl, Salz, wenig milder weißer Pfeffer, Zucker
- Getränke: reichlich Mineralwasser, 2 Tassen schwarzer Tee oder Kaffee pro Tag

Die oligoantigene Diät ist im Vergleich zur Quasi-Nulldiät wesentlich leichter durchzustehen und führt ebenfalls zum Ziel.

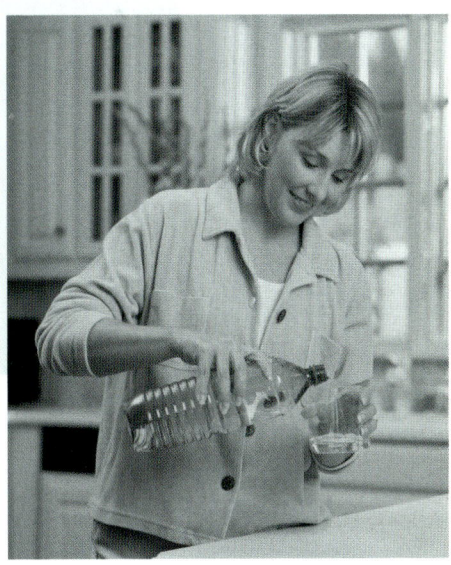

Die Menge und die Zusammenstellung sind beliebig. Wie bei der Quasi-Nulldiät gilt auch hier: Bleiben die Beschwerden bestehen, liegt keine Nahrungsmittel-Allergie vor.

Provokationstests

Ein Provokations-test kann unter ärztlicher Anleitung gelegentlich ambu-lant durchgeführt werden, meist ist jedoch eine statio-näre Diagnostik erforderlich.

Handelt es sich um wichtige, eventuell stark allergene Grund-nahrungsmittel, so kann unter ärztlicher Anleitung ein Provo-kationstest durchgeführt werden. Dieser »Esstest« erfolgt mit einer bestimmten Diät, die vom Arzt festgelegt wurde. Man gibt dabei ein verdächtigtes Nahrungsmittel in aufsteigender Menge in beispielsweise stündlichen Abständen und registriert die kli-nische Reaktion: bei Asthma durch Messung des Atemwider-standes, bei Schnupfen durch Entstehung von Fließschnupfen, bei Hauterscheinungen durch das Auftreten derselben. Bei Magen-Darm-Allergien kann dies eine schwierige Aufgabe sein, da Bauchschmerzen und Blähungen subjektiv vom Patienten empfunden werden und nicht messbar sind. Lediglich bei Erbre-chen oder Durchfall ist die Sache klar. Ein solcher Test sollte unter Anleitung des Arztes und nicht im Eigenversuch erfolgen, da der Patient selbst die Risiken nicht abschätzen kann.

Bei nichtbedrohlichen Erkrankungen kann ein Esstest im Sinne einer Suchkost nach Anleitung evtl. auch zu Hause durchgeführt werden, wenn regelmäßige Arztbesuche erfolgen.

Der so genannte »Doppelblindtest« ist eine Untersuchung, die nur mit ärztlicher Anleitung stationär durchgeführt werden kann. Dabei weiß weder der Arzt noch der Patient, was an einem bestimmten Tag verzehrt wird. Die Bedingungen, die diesen Ver-such erforderlich machen, muss der Arzt individuell festlegen. Ziel von Doppelblindversuchen ist, psychische Komponenten auszuschließen.

Such- oder Additionskost nach Werner

Eine »Rotations-diät« hat für diagnostische Belange keinen Stellenwert (s. Seite 169).

Der Einsatz einer »Suchkost« (auch Additionskost) nach Werner ist ein sehr aufwendiges und zeitraubendes Verfahren für ganz spezielle und schwierige Krankheitsbilder. Eine eventuelle Ver-kürzung nach individuellen Verdachtsmomenten ist möglich.

Das Prinzip beruht auf einer systematischen Prüfung von Nah-rungsmitteln nach biologischen Verwandtschaften, z. B. 4 Tage Milchprodukte, 4 Tage Eier und Geflügel, 4 Tage verwandte Obst-sorten usw.

● Die Diagnostik von Pseudoallergien durch Zusatzstoffe

Pseudoallergien (Intoleranzreaktionen) durch Lebensmittel-Zusatzstoffe sind *keine Immunreaktionen*, d. h. es werden *keine Antikörper* gebildet (s. auch Seite 19). Da deshalb keine Haut- oder Bluttests zur Verfügung stehen, sind die diagnostischen Möglichkeiten oft begrenzter als bei Allergien.

Die Krankengeschichte (Anamnese) ist sehr wichtig. Auch hier kommt dem ärztlichen Gespräch eine weitaus größere Bedeutung zu als dem Fragebogen. Ergänzend ist dabei wiederum das Protokoll des Patienten. Nun weiß aber nicht jeder Patient immer, wo und in welchen Mengen Zusatzstoffe beigefügt sind, wenn er nicht genau die Zutatenliste gelesen hat. Steht also ein Produkt unter Verdacht, so ist es grundsätzlich erforderlich, anstelle des Verdachts die Zutatenliste aufzuheben und dem Arzt mitzubringen.

Eine weitere Möglichkeit der Diagnostik besteht dann in einem so genannten Auslassversuch, d. h. diejenigen Produkte, die bestimmte Zusatzstoffe enthalten, werden vermieden.

Für den sicheren Nachweis einer Pseudoallergie sind in der Regel nur ärztlich geleitete Provokationstests möglich. Hierbei bekommt der Patienten einen Zusatzstoff in Kapselform in aufsteigender Dosierung. Diese Tests sind meist nur unter stationären Bedingungen möglich. In der Regel werden bei Verdacht auf Pseudoallergie bestimmte, häufig krank machende Lebensmittel-Zusatzstoffe an unterschiedlichen Tagen nach einem bestimmten Schema überprüft.

Ab Seite 118 sind diejenigen Lebensmittel-Zusatzstoffe zusammengestellt, die Pseudoallergien auslösen können, sowie jene, für die keine Reaktionen bekannt sind.

Die Häufigkeit von Intoleranzreaktionen auf Lebensmittel-Zusatzstoffe wird meist erheblich überschätzt.

● Die Diagnostik von Intoleranzen durch biogene Amine

Intoleranz-Reaktionen durch biogene Amine haben nichts mit einer Allergie/ Pseudoallergie gegen Lebensmittel-Zusatzstoffe zu tun.

Sind biogene Amine, die natürlicherweise in bestimmten Lebensmitteln vorkommen (s. Seite 129 ff), für Intoleranzen verantwortlich, dann können auch sie nur über die Krankengeschichte und über das Führen eines Protokolls (wann wurde was verzehrt, welches Symptom ist entstanden?) ausfindig gemacht werden. Krankhafte Reaktionen durch biogene Amine sind in der Regel ungefährlich und verschwinden meistens spontan.

Auch hier kann praktisch nur ein gezielt vom Arzt veranlasster Auslasstest, der die möglichen biogenen Amine in bestimmten Lebensmitteln kennt, Klärung bringen. Eine weitere Möglichkeit ist der Provokationstest, der in der Regel auch zu Hause nach Anleitung, verbunden mit regelmäßigen Arztbesuchen, durchgeführt werden kann. Wie eine so genannte Probekost aussieht, die frei von biogenen Aminen ist, lesen Sie auf Seite 136.

Genaueres zur Unverträglichkeit von biogenen Aminen finden Sie ab Seite 129.

Kopfschmerzen und Migräne gehören zu den häufigsten Symptomen (s. Kasten). Da sie aber auch unendlich viele andere Ursachen haben können, ist es sehr wichtig, dass die Diagnose sicher gestellt wird. Ohne ärztliche Anleitung ist dies nicht möglich. Einige wenige Patienten wissen aber schon aus jahrelanger Erfahrung, dass sie insbesondere durch Käse, aber auch durch alkoholische Getränke (meist Wein) und durch Schokolade Kopfschmerzen bekommen. Aber nur bei einem sehr geringen Teil der Kopfschmerzpatienten lässt sich tatsächlich eine Intoleranzreaktion von biogenen Aminen feststellen. Alle anderen Ursachen sind wesentlich häufiger.

Gut zu wissen

Symptome bei Intoleranz gegen biogene Amine

- ● Kopfschmerzen/Migräne
- ● Herzklopfen
- ● Nesselfieber (Urtikaria)
- ● Bauchbeschwerden
- ● Blutdruckabfall
- ● Atemnot

● **Checkliste: Was Sie Ihren Arzt unbedingt fragen sollten, wenn die Diagnose gestellt ist**

▶Welche Nahrungs- und Genussmittel darf ich unter keinen Umständen essen – auch nicht in Spuren?

▶Welche Nahrungs- und Genussmittel sowie Zutaten darf ich in unbegrenzter Menge und bei beliebiger Zubereitung verzehren?

▶Welche Nahrungs- und Genussmittel oder sonstige Zutaten darf ich in begrenztem Umgang zu mir nehmen (z. B. in kleineren Mengen als Kochhilfe oder Zutat)?

▶Welche Nahrungsmittel darf ich in gekochtem, gebratenem oder anderweitig gegartem Zustand, aber niemals roh essen?

Diese Fragen bedürfen einer *individuellen* Beantwortung seitens Ihres Arztes, ggf. in Zusammenarbeit mit einer Ernährungsfachkraft. Sie können in der Regel erst nach ausführlicher Anamnese, Allergietests an der Haut und im Blut sowie gelegentlich Provokationstests beantwortet werden.

Die daraus folgenden Empfehlungen richten sich nicht nur nach dem Ergebnis von Haut- und/oder Bluttests, sondern auch nach dem klinischen Bild und dem evtl. damit verbundenen Risiko. Auch die Eigenschaften Ihrer persönlichen Allergene (Hitzestabilität, Hitzelabilität usw., s. Seite 57) sollten berücksichtigt werden.

In besonderen Fällen kann es erforderlich werden, kleine Kompromisse einzugehen, um die Ernährung sicherzustellen und die Lebensqualität zu gewährleisten.

Ausführliche Informationen über die allergologische Bedeutung verschiedener Nahrungsmittel, den daraus hergestellten Lebensmitteln sowie deren Zusätze finden Sie ab Seite 55.

Die Therapie von Nahrungsmittel-Allergien

▶ Im Falle von Nahrungsmittel-Allergien wie auch anderen Allergien besteht die wichtigste Therapie in der Vermeidung des auslösenden Stoffes (Allergenkarenz).

Die ausreichende Zufuhr von Nährstoffen muss sichergestellt sein.

Diese Karenz ist in der Regel bei Nahrungsmittel-Allergenen in vielen Fällen möglich, in manchen aber nicht immer oder nicht in ausreichendem Maß. Da vor allem die Sicherstellung der Ernährung und nicht nur die Allergenkarenz ein wichtiges Therapieprinzip bei allergologischen Diäten ist, muss man gelegentlich Kompromisse eingehen. Das heißt, es müssen in Einzelfällen Nahrungsmittel in bestimmter Zubereitungsform und vielleicht in geringeren Mengen in der Ernährung belassen werden, um die ausreichende Zufuhr an Fett, Eiweiß, Kohlenhydraten, Vitaminen und Spurenelementen zu sichern.

● Der Einsatz von Medikamenten im Akutfall

Antihistaminika

In diesen Fällen kann es erforderlich werden, dann und wann oder regelmäßig antiallergische Medikamente zu verabreichen, die die verbleibenden Symptome unterdrücken. Hier sind in erster Linie so genannte *Antihistaminika* zu nennen, für die es vielfältige Anwendungsbereiche gibt. Sie machen gelegentlich müde und können auch die Fahrtüchtigkeit beeinträchtigen. Diese Nebenwirkungen treten aber nicht bei allen Medikamenten und bei jedem Patienten auf. Mitunter muss man nach Empfehlung des Arztes das eine oder andere Antihistaminikum ausprobieren.

Nicht immer gelingt es einem Patienten, auch in Kenntnis seiner Diagnose, wichtige krankheitsauslösende Allergene aus der Nahrung zu vermeiden, was häufig bei Festlichkeiten, in Restaurants, in Kantinen und anderen Außerhausverpflegungen der Fall ist. Für diese Fälle sind Antihistaminika ebenfalls geeignet, die eingetretenen Symptome rückgängig zu machen.

In schweren oder sogar lebensbedrohlichen Fällen kann es erforderlich werden, auch Cortison-Präparate zu geben. Besonders geeignet sind wässrige Cortison-Lösungen, da sie getrunken werden und schneller wirken. In diesen Fällen sollte auch das Antihistaminikum eine Tablette sein, die man kauen kann und deren Wirkung schneller einsetzt.

Cortison und Adrenalin für Notfälle.

In allerschwersten Fällen, bei Eintritt eines allergischen Schocks, muss zusätzlich das lebensrettende Medikament Adrenalin gegeben werden, entweder in Form einer Spritze, die der Patient sich selbst verabreicht, oder in Form eines Sprays (Adrenalin-Inhalation).

● Die beste Therapie: die Allergenkarenz

Die beste Form der Therapie bleibt jedoch die Allergenvermeidung, d. h. eine möglichst sichere Diät. Dabei muss der Patient gut aufgeklärt werden, um diese Diät überhaupt einhalten zu können. Dabei sind »Erlaubtlisten«, die der Arzt erstellen kann, wesentlich hilfreicher als »Verbotslisten«.

Eine Allergiediät, die allgemein verbindlich für *alle* Patienten hilfreich ist, gibt es nicht. Jeder Patient ist gegen *seine* Allergene empfindlich; die Allergenmuster sind von Patient zu Patient äußerst unterschiedlich. Wie streng und umfangreich eine Allergiediät sein muss, kann auch nur ärztlicherseits entschieden werden; dabei müssen die allergologische Aggressivität eines bestimmten Nahrungsmittels bei einem bestimmten Patienten sowie die Schwere seiner Allergie, also der Sensibilisierungsgrad, berücksichtigt werden. Selbst bei Patienten, die gleichartige Allergene haben, fallen die Ernährungsempfehlungen oft sehr unterschiedlich aus.

Aus diesem Grund sind die meisten auf dem Markt befindlichen Bücher über so genannte »Allergiediäten« wenig dienlich und hilfreich, sie führen zu Verwirrung, zu Fehlernährung, zu Angst und können nicht ohne weiteres empfohlen werden. Jeder Patient hat sein spezielles Allergenmuster und bedarf deswegen seiner speziellen Diätetik. Eine Liste mit empfehlenswerter Literatur finden Sie ab Seite 186.

Auch Ideologien sind dem Allergiker wenig hilfreich. Die oft heraufbeschworene strikte Meidung von Schweinefleisch, Weißmehl und Zucker ist nicht in der Lage, eine Allergie gegen Getreide, Hühnereier, Nüsse oder Äpfel zu heilen. Wer gegen Schweinefleisch allergisch ist, muss es vermeiden, ansonsten kann es ohne Probleme verzehrt werden.

Ein allergischer Patient muss leider akzeptieren, dass in der Regel seine Allergieneigung auf seinem Erbgut beruht. Und dieses Ererbte lässt sich weder behandeln noch heilen. Die Behandlungsmöglichkeiten für den Allergiker bestehen in der Vermeidung der Allergene und ggf. in einer Therapie mit verschiedenen Medikamenten, die allergische Erkrankungen mildern oder zum Verschwinden bringen können.

● Außenseiterdiäten

Auch so genannte »Immundiäten«, wie sie ebenfalls empfohlen werden, sind nicht dienlich, da sie von der Vorstellung ausgehen, dass das Immunsystem gestärkt werden müsste. In der Einleitung wurde darüber gesprochen, dass das Immunsystem des Allergikers nicht geschwächt ist, sondern überreizt reagiert.

Nur das Vermeiden des spezifischen Allergens bringt wirklich Erfolg!

Es gibt verschiedene alternative Ernährungsformen wie beispielsweise die Hay'sche Trennkost, die Vollwertkost, die vegetarische Kost oder die veganische Kost. Alle diese Kostformen sind nicht spezifisch für Allergiker.

● Naturheilmedikamente

Letztendlich seien noch Naturheilmedikamente erwähnt. Da sich Allergien in der Regel gegen ganz natürliche Stoffe richten, gibt es viele Medikamente auf Pflanzenbasis, die selbst potenzielle Allergene sein können. Dem Patienten mit Pollenallergie z. B. ist es oft nicht dienlich, bei Husten und Atemnot im Zuge einer Erkältung Kamilleblüten zu inhalieren. In ähnlicher Weise müssen auch Medikamente kritisch betrachtet werden, die für Magen-Darm-Erkrankungen eingesetzt werden. Für den Allergiker ist die Natur häufig nicht sehr gesund!

Weitere Informationen zum Thema pflanzliche Medikamente finden Sie ab Seite 153.

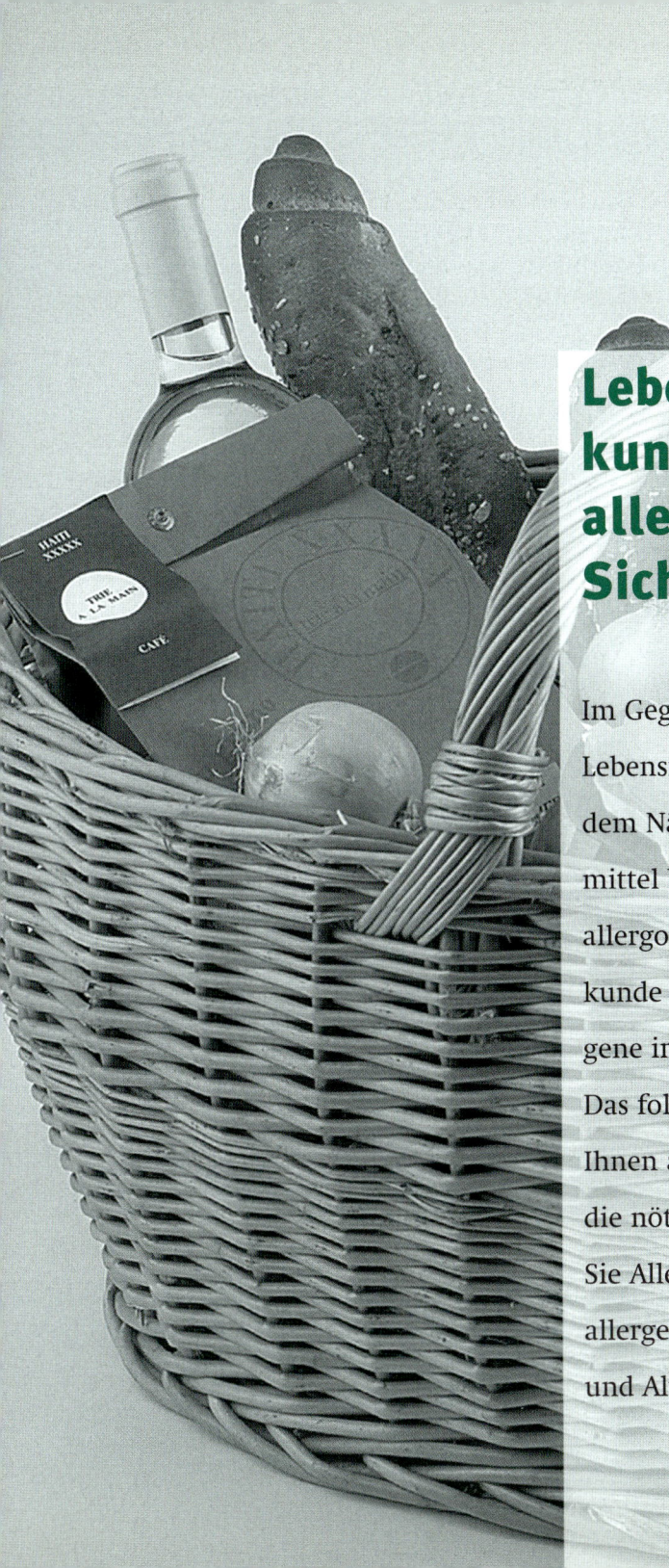

Lebensmittel- kunde aus allergologischer Sicht

Im Gegensatz zur allgemeinen Lebensmittelkunde, die sich mit dem Nährwert der Nahrungs- mittel beschäftigt, steht bei der allergologischen Lebensmittel- kunde das Vorkommen der Aller- gene im Mittelpunkt.
Das folgende Kapitel liefert Ihnen anhand von Steckbriefen die nötige Warenkunde, damit Sie Allergene erkennen, ihre allergene Potenz einschätzen und Alternativen nutzen können.

Im Prinzip kann jedes nur erdenkliche Nahrungsmittel oder ein Bestandteil davon eine allergische Reaktion auslösen. Die Zahl derjenigen Lebensmittel, die häufig zu Krankheitsauslösern zählen, ist unter Berücksichtigung der großen Zahl verfügbarer Lebensmittel jedoch relativ begrenzt. Daneben gibt es eine Vielzahl von Nahrungsmitteln, die so gut wie nie allergische Reaktionen verursachen.

Gut zu wissen

Was ist die »allergene Potenz«?

Die Beurteilung eines Allergens erfolgt durch seine allergene Potenz. Hochpotente Allergene sind Fisch, Schalentiere, Hühnerei, Pflanzensamen und Knollen. Die Unterscheidung zwischen geringer und hoher allergener Potenz ist insbesondere für die Erarbeitung eines Speiseplans wichtig, da sich hier für viele Patienten reichlich Alternativen finden lassen.

Die allergieauslösende Eigenschaft von Allergenen, die so genannte Immunogenität, wird offenbar einerseits durch die Größe der Moleküle (Epitope) bestimmt. Sehr kleine Moleküle können ggf. als Teilantigen fungieren.

Die allergene Potenz wird bestimmt durch die Epitope, Hitzestabilität/-labilität, Reifegrad und die Verdauung.

Daneben ist für die allergene Potenz auch die Stabilität der allergenen Aktivität entscheidend. Die Allergene von Früchten sind äußerst labil, sie zerfallen offenbar durch Hitze und Oxidation, wenn sie mit Luft oder auch mit Zitronensäure in Kontakt kommen. Wesentlich stabiler sind verschiedene tierische Proteine, aber auch Getreide, Hülsenfrüchte, Soja und Nüsse.

Der Reifegrad eines Nahrungsmittels beeinflusst ebenfalls die Allergenität; sie kann abnehmen, aber auch zunehmen (was seltener ist).

Auch der Verdauungsprozess verändert die Antigenität verschiedener Nahrungsmittel-Allergene.

Viele Nahrungsmittel-Allergene werden durch Hitze zerstört

Hitze beim Kochen, Backen und Braten verändert die Allergene in ihrer Struktur, wodurch die allergene Aktivität reduziert oder aufgehoben werden kann. Deshalb ist es auch nicht notwendig, generell alle Lebensmittel aus dem Speiseplan zu streichen, auf die der Patient einen positiven Haut- oder Bluttest hatte, da hier immer die *rohe* Substanz getestet wird. Die Unterscheidung zwischen hitzelabilen und hitzestabilen Nahrungsmitteln ist also von praktischem Interesse.

Sehr selten kommt es durch Erhitzungsprozesse zu einer Steigerung der Allergenität. Beispielsweise kann Paprika in gekochter Form höher allergen sein als in roher Form.

Hitzelabile und hitzestabile Allergene

Gut zu wissen

Beispiel 1: Viele Patienten mit Baumpollen-Allergien können beim Kartoffelschälen Schnupfen, Bindehautentzündung oder Hautjucken an den Händen bekommen. In diesem Falle ist der Hauttest mit frischer Kartoffel in der Regel positiv. Kartoffeln werden aber in roher Form praktisch nicht verzehrt, so dass der positive Hauttest mit frischer Kartoffel lediglich etwas über die möglichen Folgen beim Umgang mit rohen Kartoffeln aussagt. Tatsächlich gibt es kaum Patienten, die gekochte Kartoffeln nicht vertragen.

Beispiel 2: Ein Beispiel aus dem Bereich der tierischen Nahrungsmittel ist Schweinefleisch. Der Hauttest mit rohem Schweinefleischextrakt kann in Einzelfällen (meist bei Tierallergikern) positiv ausfallen. Durch Braten und Kochen verliert das Schweinefleisch in der Regel seine allergieauslösende Wirkung, so dass Schweinefleisch sehr oft trotz eines positiven Hauttests gekocht oder gebraten verträglich ist.

Beispiel 3: Es gibt jedoch auch Lebensmittel, die teilweise hitze-stabil sind. Durch Kochvorgänge geht die allergene Wirkung nicht bei jedem Patienten verloren. Dazu folgendes Beispiel: Bei einer Kuhmilch-Allergie kommt es vor, dass Kuhmilchprodukte in roher Form nicht verträglich sind und dass manche Kuhmilchprodukte auch nach dem Kochvorgang noch eine gewisse allergene, krank-heitsauslösende Wirkung haben. Dies kann nur im Einzelfall geklärt werden. Mancher Patient kann keine rohe Milch trinken, aber gekochte verträgt er gut.

Beispiel 4: Ein weiteres Beispiel hierfür ist Getreide, das teil-weise hitzestabil ist. So kann es sein, dass einige Patienten mit einem positiven Hauttest mit Mehl auch gebackenes Brot nicht vertragen; das muss aber nicht sein. In der Regel sind Roggen- und Weizenmehl-Allergien bei einem Patienten in gleicher Stärke zu finden, d. h. der Hauttest mit rohem Mehlextrakt ist positiv. Bei manchen Patienten kann es sein, dass Weizenmehlprodukte schlechter vertragen werden, da die Backzeiten wesentlich kür-zer sind als bei Roggenmehl. Bei fast allen Patienten mit Rog-genmehl-Allergie (positiver Hauttest) ist ein langgebackenes Bauernbrot mit hohem Roggenanteil verträglich.

Führt man im Rahmen einer Suchkost in Zusammenarbeit mit einer allergologisch erfahrenen Ernährungsfachkraft ein neues Lebensmittel ein, so sollte es grundsätzlich erst in gekochter oder gebackener Form geprüft werden und dann evtl. später in roher Form.

▶ Bei hitzestabilen oder teilweise hitzestabilen Nahrungsmit-teln entscheidet die Koch- oder Backzeit ganz wesentlich über die Verträglichkeit: Je länger die Back- oder Kochzeit, um so mehr kommt es zu einem Verlust der allergenen, krank machen-den Wirkung.

Der Hauttest ist kein Diätplan!

Der positive Blut- oder Hauttest darf nicht ausschließlich als Grundlage einer Allergie-Diät dienen. Da diese Tests lediglich nachweisen, dass Antikörper gegen ein bestimmtes Lebensmittel vorhanden sind, aber keine Aussagen über die Verträglichkeit beim Verzehr zulassen, müssen die Testergebnisse immer im Zusammenhang mit der Krankengeschichte betrachtet werden. Das kann nur ein allergologisch erfahrener Arzt.

Allergologisch tätige Ärzte unterscheiden darüber hinaus Lebensmittel von hoher allergener Aggressivität (so genannte Risikoallergene) und mittelstarke wie auch schwache Allergene. Es muss dann bei der individuellen Ernährungsberatung festgestellt werden, ob ein sehr hoher Sensibilisierungsgrad besteht, d. h. ob es sich um eine starke Allergie handelt. Das lässt sich durch das individuelle Krankheitsspektrum des Patienten bestimmen. Außerdem muss der Arzt beurteilen, ob es sich im Falle eines positiven Tests um ein Nahrungsmittel handelt, welches hitzestabil oder hitzelabil ist, und ob es sich um ein schwaches oder starkes Nahrungsmittel-Allergen handelt.

> ▶ Ohne eine individuelle Diagnose (welche Krankheit liegt vor, welche Sensibilisierungen sind vorhanden) kann keine Allergie-Diät erarbeitet werden. Die so häufig geübte Praxis, im Fall positiver Tests das Allergen völlig zu meiden, führt über eine übertriebene Einschränkung des Ernährungsrepertoires oft zu einem erheblichen Verlust der Lebensqualität und der Gefahr einer Mangelernährung.
>
> Bei allen Nahrungsempfehlungen muss darauf geachtet werden, dass eine gesunde, ausgewogene und dem Bedarf des Körpers angepasste Ernährung sichergestellt ist. Dabei können allergie-erfahrene Ernährungsberater der Krankenkassen helfen.

In unserer Überflussgesellschaft haben wir uns daran gewöhnt, dass die Auswahlmöglichkeiten immens sind. Der Markt bietet unzählige verschiedene Früchte, Gemüse, Gewürze und Kräuter an. Wenn nun von den vielen Obstsorten nur zwei oder drei übrig bleiben, die frisch verzehrt werden können, muss deshalb trotzdem keine Mangelernährung entstehen. Im Zweifelsfall helfen Vitamintabletten/-kapseln. Brausetabletten sind nicht geeignet.

Durch Vitamintabletten/-kapseln kann man einer eventuellen Mangelernährung vorbeugen.

Fertigprodukte

Probleme für Nahrungsmittel-Allergiker ergeben sich häufig durch die unübersehbare Vielfalt an Fertigprodukten und Speisehilfen (z. B. Soßenbinder, Fertigsuppen). Da die Zusammensetzung der Produkte nicht immer bis ins Detail deklariert ist, wird es für manchen Allergiker notwendig, auf die eigene Küche zurückzugreifen, denn »da weiß man, was man hat«.

Zwar erscheint eine Kost, die auf jegliche Fertigprodukte verzichtet, auf den ersten Blick zeitaufwendiger, jedoch kann man im Zeitalter der Kühltruhe und der Mikrowelle durch Vorkochen und Einfrieren wieder jede Menge Zeit wettmachen. Außerdem ist sie oftmals viel schmackhafter: Durch den Verzicht auf Einheitssoßen und Ähnlichem tritt der Eigengeschmack von Fleisch und Gemüse wieder deutlicher hervor.

● Was muss deklariert werden?

▶In Deutschland besteht eine so genannte erweiterte qualitative Kennzeichnungspflicht, d. h. die Inhaltsstoffe müssen benannt werden, Mengenangaben werden aber in der Regel nicht gemacht. Diese Kennzeichnungspflicht ermöglicht es Allergikern, sich über die meisten Inhaltsstoffe zu informieren.

Allerdings gibt es auch hier Tücken. Wird einem Lebensmittel etwa eine Gewürz- oder Aromastoffmischung zugesetzt, so sind diese zwar als solche ausgewiesen, es geht jedoch nicht hervor, aus welchen *Einzelzutaten* diese Mischungen bestehen. Ein Beispiel ist Sellerie, ein Allergen mit einer hohen allergenen Potenz. Sellerie ist Bestandteil fast aller Würzmischungen, wird aber als Einzelsubstanz oft nicht genannt.

Auch für nicht verpackte Ware besteht keine Kennzeichnungspflicht. Kauft man z. B. offenen Fleischsalat vom Wochenmarkt, so bleibt man – mit Ausnahme von Konservierungmitteln und

Farbstoffen – über die Zutaten im Unklaren. Die Zutaten des abgepackten Fleischsalates aus dem Supermarkt hingegen sind deklariert.

Gleiches gilt für Speisen im Restaurant, denn Deklarationspflicht besteht in Lokalen nur für bestimmte Konservierungsstoffe. Gerade die Gemeinschaftsverpflegung (Kantine, Mensa, Restaurant, Snackbuden etc.) kann für den Allergiker deshalb problematisch sein, denn hier können die zu meidenden Allergene oft nicht erkannt und erfragt werden (s. auch Seite 170 f).

Der Allergiker ist einerseits besser beraten, wenn er deklarierte Produkte kauft, andererseits sind diese in der Regel überladen mit völlig überflüssigen Zutaten. Viele Zusätze, in der Regel mit E-Nummern benannt, werden aus lebensmitteltechnologischen Gründen beigefügt. Sie haben vielfältige Aufgaben in bezug auf Haltbarkeit, Stabilität, Konsistenz oder auch Farbe und Geschmack des Produktes. (Genaueres dazu finden Sie ab Seite 118 im Kapitel über Lebensmittel-Zusatzstoffe.) All dies sind Gründe, die im normalen Haushalt entfallen. Mittlerweile sind viele Bäcker oder Metzger bereit, auf entsprechenden Wunsch und bei größerer Mengenabnahme individuelle Produkte herzustellen.

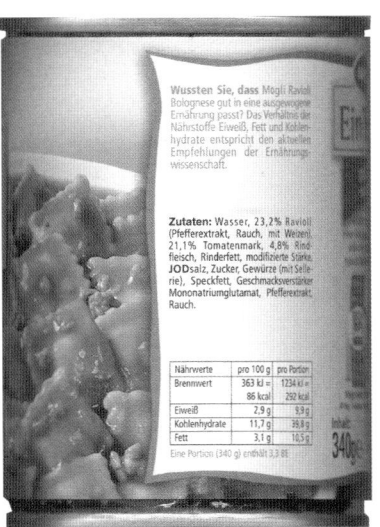

Das reichhaltige Angebot an Nahrungsmitteln bietet in den meisten Fällen Alternativen an. So gibt es beispielsweise milchfreie Margarine als Butterersatz, Soja als Milchersatz, Fleischkonzentrate bei Hefeallergie und Hefebrühen bei Fleischallergie u. v. a.

Fertigprodukte enthalten oft eine Vielzahl von Zusätzen, die in der Zutatenliste aufgelistet werden müssen.

Aus dem Zwiespalt zwischen frischer, nur kurz haltbarer Ware, mangelnder Deklarationspflicht und deklarierter, oft mit Zusätzen überfrachteter Nahrung wird der Allergiker nicht herauskommen, da die Lebensmittel-Technologie die Zukunft beherrschen wird. Auf der anderen Seite sollten die Lebensmittel-Zusatzstoffe auch nicht als »unnütze Chemie« verteufelt werden, denn bei vielen handelt es sich um natürliche Substanzen.

Nahrungsmittel mit geringer und hoher Allergenität

In der folgenden Übersicht sind Nahrungsmittel, die häufig Allergien auslösen, denen gegenübergestellt, die eher selten und auch nur schwächere allergische Reaktionen verursachen.

> ▶Im Einzelfall können jedoch auch Patienten auf Nahrungsmittel allergisch reagieren, die selten Allergien verursachen!

Da bei uns ein vielfältiges Nahrungsangebot besteht, hat fast jeder Patient genügend Ausweichmöglichkeiten, die es ermöglichen, den Speiseplan dennoch vielfältig zu gestalten.

● **Tab. 2: Gegenüberstellung pflanzlicher und tierischer Lebensmittel mit hoher (links) und geringerer Allergenität (rechts) (Beispiele).**

Häufige und stärkere Allergieauslöser	Seltene und schwache Allergieauslöser
Pflanzliche Nahrungsmittel	
Getreide	
Vollkornprodukte Getreidekörner (Müsli) Haferflocken, grobe	Pumpernickel, Misch-/Bauernbrot, gut ausgebacken, Knäckebrot Haferflocken, feine (blütenzart), Kleie
Backhefen	Sauerteigbrot
Gemüse* und Salate	
Sellerie, Karotten (rohe), Hülsenfrüchte, Tomate, Paprika	Blattsalat, Salatgurke, Kohl, Kohlrabi, Prinzessbohnen, Zucchini, Aubergine, Spargel, Spinat, Kartoffel, Radieschen, Rettich

* gekochtes Gemüse wird häufig besser vertragen.

Häufige und stärkere Allergieauslöser	Seltene und schwache Allergieauslöser
Obst	
Apfel, Kirsche, Pfirsich, Kiwi, Orange, Erdbeere	Himbeere, Brombeere, Johannisbeere, Heidelbeere, Mandarine, Pampelmuse, Quitte
Nüsse/Samen	
Haselnuss, Walnuss, Mandel, Paranuss, Pistazien**, Mohn**, Sesam**, Sonnenblumenkerne**	Kokos, Pekanuss
Säfte	
Säfte von Stein- und Kernobst, Zitrussäfte (Orangen, Zitronen)	Säfte von Beeren Grapefruit
Brotaufstriche	
Erdbeermarmelade*, Honig (Wiesen)	Gelees von Beeren, Waldhonig, Tannenhonig Rübenkraut/Sirup
Gewürze und Kräuter	
Sellerie, Paprika (scharf), Pfeffer (schwarzer), Pfeffer (grün), Basilikum, Beifuß, Schnittlauch, Dill, Petersilie, Curry, Koriander	Rosmarin, Thymian, Majoran, Salbei, Ingwer, Zimt, Muskat, Nelken

Tierische Nahrungsmittel

Milch	
Vollmilch, Quark, Jogurt, Schnittkäse, Schimmelkäse	H-Milch (0,3%), Dosenmilch, Sahne (süß), Butter, Molke, Frischkäse, Streichkäse
Fleisch, Geflügel, Eier	
Hühnereiklar, Rind, Schwein, Innereien, Huhn, Rohwurst	Hühnereigelb, Lamm, Wild, Pute, Strauß, Kochwurst, Wild (Hase, Reh, Wildschwein, Hirsch)
Fisch, Schalentiere u. a.	
Salzwasserfische, Krabben u. a.	Süßwasserfische (z. B. Forelle), Tintenfisch

* selten; ** selten, aber hohe Allergenität

● **Tab. 3: Nahrungsmittel, die selten allergische Reaktionen auslösen.**

Früchte, Nüsse, Süßungsmittel

Ananas · Birne · Brombeere · Dattel · Edelkastanie · Feige · Granatapfel · Hagebutte · Heidelbeere · Himbeere · Holunder · Kaki (chinesische · Dattelpflaume) · Kokosraspel · Korinthen · Litschi · Mandarine · Melasse (Rückstand bei der Zuckergewinnung) · Passionsfrucht · Preiselbeeren · Quitten · Rhabarber · Rohrzucker · brauner Zucker · Kandis · Rosinen · Rübenkraut · Sanddorn · Stachelbeere · Sultaninen · Tannenhonig · Waldhonig · Wasserkastanie · Wassermelone

Getreide, Mehle und Stärken

Amaranthmehl · (Inkagetreide) · Buchweizenmehl · Dinkelschrot, grobes (Grünkern) · Dinkelmehl (Grünkern) · Glasnudeln · Haferflocken, blütenzarte · Kartoffelstärke · Kastanienmehl · Maiskorn · Maismehl und -grieß · Maisstärke · Milchreis, geschält · Quinoamehl · Reis, geschält · Sago (aus der Sagopalme) · Tapioka · Kartoffel · Sojamehl · Sorghummehl (Hirse) · Topinamburmehl (Erdartischocke)

Gemüse, Pilze, Salate

Algen (Meeresgemüse) · Artischocke · Austernpilze · Avocado · Bambussprossen · Blumenkohl · Brokkoli · Champignons · Chicorée · Endiviensalat · Feldsalat · Gurke · Kapern · Kartoffel · Kürbis · Lattich (Sommerendivie) · Lauch (Porree) · Mangold · Meerrettich · Okra (Schote der Rosenpappel) · Olive · Palmenherzen (Palmenstielmark) · Pastinake (möhrenähnliche Wurzel) · Pfifferlinge · Pilze · chinesische Radieschen · Rettich · Rosenkohl · Rotkohl · Schwarzwurzel · Sojasprossen · Spargel · Spinat · Shiitake- oder Tongupilze · japanische Steinpilze · Stockschwämmchen · Topinambur (Erdartischocke) · Weinblätter · Weißkohl · Wirsing · Zucchini

Kräuter, Gewürze, Tees

Bohnenkraut · Brunnenkresse · Ingwer · Kardamon · Kerbel · Kreuzkümmel · Kurkuma · Majoran · Muskatnuss · Rosmarin · Safran · Salbei · Tee, schwarzer · Thymian · Vanille, echte · Waldmeister · Zimt

Tierische Nahrungsmittel

Milch: Molke (bei Kuhmilch-Allergie den Arzt fragen) · Schafsmilch und -produkte (Käse, wenn keine Kaseinallergie besteht) · Ziegenmilch und -produkte (Käse, wenn keine Kaseinallergie besteht)

Fleisch: Hirsch · Kalbshirn · Kaninchen · Kutteln (Netzmagen vom Rind) · Lamm · Reh · Rinderherz und -leber (nicht bei Rindfleisch-Allergie) · Schweineniere und -leber (nicht bei Schweinefleisch-Allergie)

Geflügel: Pute · Huhn · Ente · Gans · Taube

Fische: Forelle · Hecht · Karpfen · Zander · Thunfisch

Sonstiges: Gelatine (aus Tierknochen) als Geliermittel

● Achtung – Kreuzallergien!

Viele Inhalationsallergene (z.B. Pollen, Tierhaare, Hausstaub-milben) wie auch viele Nahrungsmittel-Allergene (von Pflanzen oder Tieren) setzen sich aus aneinander gereihten Aminosäuren zusammen (Eiweiße). Wenn diese Abschnitte der Aminosäure-ketten Allergencharakter haben, bezeichnet man sie als Epitope (Allergenkerne; s. auch Seite 13). In Inhalationsallergenen wie auch in biologisch verwandten Nahrungsmittel-Allergenen fin-den sich zum Teil identische Epitope. Aus diesem Grunde kann jemand mit einer Inhalations-Allergie auch eine Nahrungsmittel-Allergie bekommen, wenn eine Sensibilisierung gegen identi-sche Allergenketten besteht. Dies nennt man *Kreuzallergie*. Sie kann klinisch relevant werden, muss es aber nicht. Als Beispiel seien für Pollenallergiker genannt: Bei einer Haselstrauchpollen-Allergie kann es zu einer Haselnuss-Allergie kommen; bei Pol-lenallergikern allgemein sind diese klinisch bedeutsamen Reak-tionen sehr häufig. Hier gibt es darüber hinaus auch noch so genannte *Gruppensensibilisierungen* (Pollen-assoziierte Nahrungs-mittel-Allergien, Seite 66).

Weitere Kreuzsen-sibilisierungen zwi-schen Inhalations- und Nahrungsmit-tel-Allergenen kom-men klinisch wesentlich seltener zum Tragen.

● **Tab. 4: Mögliche Kreuzallergien zwischen Inhalations- und Nahrungsmittel-Allergenen.**

Primäre Allergie	mögliche Kreuzallergie mit Nahrungsmitteln
Pollenallergene (sehr häufig) [Baum-, Gras-, Kräuter-, Blumenpollen]	Obst, Nüsse, Kräuter, Gemüse, Gewürze, Getreide
Hausstaumilben (selten)	Schalentiere wie Krebse, Krabben, Shrimps, Garnelen, Langusten, Hummer u. a.: Auslöser sind identi-sche Muskelproteine
Vogelfedern (selten)	Vogeleier (z. B. Hühnerei), Geflügel
Rinderepithel, Katzen-epithel (relativ selten)	Kuhmilch, Fleisch
Latex	s. Seite 142

Pollen-assoziierte Nahrungsmittel-Allergien

Besteht bereits eine Sensibilisierung gegen Pollen (was nicht immer »aktueller Heuschnupfen« bedeutet), so kommt es nicht selten auch zu einer klinischen Nahrungsmittel-Allergie durch die Kreuzreaktionen – wir nennen dies Pollen-assoziierte Nahrungsmittel-Allergie.

Aus diesem Grunde gibt es Baumpollen-Allergiker (Leitallergen Birkenpollen), die viele Früchte und Nüsse nicht vertragen. Dies gilt aber nicht für alle Früchte, sondern nur für diejenigen, die eine Verwandtschaft zu bestimmten Baumpollen aufweisen.

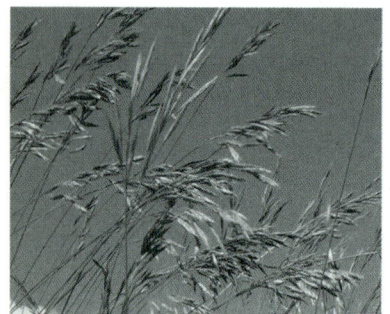

Ähnliches gilt für Gras- und Getreidepollen-Allergien (mögliche Getreideallergie) wie auch für Kräuter- und Blumenpollen (z. B. Beifußpollen-Sellerie), wenn gleichartige Epitope (Allergenkerne) in entsprechenden Nahrungsmitteln vorhanden sind. Die Antikörper des Patienten reagieren mit den Allergenkernen (Antigen-Antikörper-Reaktion).

Insbesondere für Pollenallergiker sind darüber hinaus auch *Gruppensensibilisierungen* innerhalb bestimmter Pflanzenfamilien bedeutsam. Besteht beispielsweise eine Sensibilisierung gegen Erdnuss (eine Hülsenfrucht), so kann es durch eine Gruppensensibilisierung (wenn auch nicht immer!) auch gleichzeitig zu einer Sensibilisierung gegen andere Hülsenfrüchte wie Linse, Erbse, Bohne oder Soja kommen. Dies ist für Diätempfehlungen in manchen Fällen bedeutsam und kann durch Allergietests ermittelt werden. Die Tabelle ab Seite 69 gibt einen Überblick über die entsprechenden Pflanzenfamilien, in denen Gruppensensibilisierungen möglich sind.

Bei Gras- und Getreidepollen-Allergie kann der Betroffene z. B. auch auf einige Hülsenfrüchte und Paprika allergisch reagieren.

Werden Pollen-assoziierte Nahrungsmittel-Allergien manifest, d. h. wenn der Patient erkrankt, so können alle nur erdenklichen klinischen Symptome eintreten.

Da es in der Allergie kein »Alles- oder Nichts-Gesetz« gibt, treten Kreuzreaktionen und Gruppensensibilisierungen nicht bei jedem Patienten auf.

Die Pollenallergiker (Heuschnupfen und Pollenasthma) stellen die größte Gruppe der Allergiker in unserer Gesamtbevölkerung. Je nach Altersklasse wird geschätzt, dass 12 bis 16 % aller Menschen in Europa an Heuschnupfen leiden.

Bei vielen Pollenallergikern können mit bestimmten Nahrungsmitteln positive Hauttests ausgelöst werden. Bei einem positiven Hauttest muss man jedoch nicht grundsätzlich erkranken. Darüber hinaus sind verschiedene Nahrungsmittel hitzelabil, sind also in gekochtem Zustand harmlos. So sagt ein positiver Hauttest mit *roher* Kartoffel (bei Baumpollen-Allergikern häufig) nichts aus über die Verträglichkeit einer *gekochten* Kartoffel.

▶ Fast alle Allergene in Gemüse- und Obstsorten sind hitzelabil, so dass diese Nahrungsmittel in gekochter Form fast immer verträglich sind.

● Tab. 5: Verbindungen zwischen Pollen und Pollen-assoziierten Nahrungsmitteln.

Pollenallergene	häufige Nahrungsmittel-Allergene
Baumpollen	einige Stein- und Kernobstfrüchte, Nüsse, Kiwi, Sellerie, verschiedene Gewürze
Gras- und Getreidepollen	einige Hülsenfrüchte, Getreide, Paprika
Kräuter- und Blumenpollen	verschiedenste Gewürze und Kräuter, Sellerie, Karotten

Anmerkung:
Leitallergen für Baumpollen sind die Birkenpollen
Leitallergen für Kräuter- und Blumenpollen sind Beifußpollen
Leitallergen für Gras- und Getreidepollen sind Roggenpollen und andere Gräser

In den folgenden Pflanzenfamilien (s. Kasten) finden sich die meisten und stärksten Allergene.

Gut zu wissen

Pflanzenfamilien, die für Pollenallergiker von Bedeutung sind

- Birkengewächse (Betulaceae)
- Doldengewächse (Umbelliferae)
- Hülsenfrüchte (Leguminosae)
- Korbblütengewächse (Compositae)
- Lippenblütengewächse (Labiatae)
- Rosengewächse (Rosaceae)
- Süßgräser (Gramineae)

im Einzelfalle auch andere Pflanzenfamilien

Kommen wir zurück zum Beispiel der Erdnuss-Allergie. Auch Soja gehört zur Gruppe der Hülsenfrüchte. Daher kann eine vorbeugende Vermeidung von Soja sinnvoll sein.

● **Tab. 6:** Pflanzliche Nahrungsmittel und Pollen in Zuordnung zu ihren Pflanzenfamilien.
    * Häufige Auslöser allergischer Reaktionen.

Actinidiaceae (Strahlengriffelgewächse)
Kiwi*

Anacardiaceae (Sumachgewächse)
Cashewnuss
Mango*
Mastix
Pistazie

Ananasgewächse (Bromeliaceae)
Ananas
Bromelain (Enzym)

Betulaceae (Birkengewächse)
Birkenpollen
Erlenpollen
Haselnuss*
Haselpollen

Caricaceae (Melonenbaumgewächse)
Papain (Enzym)
Papaya*

Chenopodiaceae (Gänsefußgewächse)
Mangold
Mexikanisches Teekraut
Quinoa
Rote Bete
Spinat

Compositae (Korbblütengewächse)
Arnika
Artischocke
Beifußblatt* (Würz- und Teezusatz)
Blattsalat
Chicorée
Endivie
Estragon
Kamille*
Kopfsalat
Lattich (Sommerendivie)
Löwenzahn

Pyrethrum (Insektenpulver aus der Chrysantheme)
Ringelblume
Saflor* (in Safloröl)
Schafgarbe (Teezusatz)
Sonnenblumenkerne*
Sternanis
Topinambur (Erdartischocke)
Wermut

Cucurbitaceae (Kürbisgewächse)
Gurke
Honigmelone*
Kürbis
Zucchini

Cruciferae (Kreuzblütengewächse)
Blumenkohl
Brokkoli
Brunnenkresse
Chinakohl
Grünkohl
Kohlrabi
Meerrettich
Radieschen
Raps (in Rapsöl)
Rettich
Rosenkohl
Senf*
Weißkohl
Wirsing

Ericaceae (Heidekrautgewächse)
Heidelbeere
Moosbeere
Preiselbeere

Fagaceae (Buchengewächse)
Edelkastanie*

● **Tab. 6: Pflanzliche Nahrungsmittel und Pollen in Zuordnung zu ihren Pflanzenfamilien.**
  * Häufige Auslöser allergischer Reaktionen (Fortsetzung).

Gramineae (Süßgräser)
Gerste*
Graspollen
Hafer
Hirse
Mais*
Melasse (in dunklem Rum)
Reis
Roggenmehl*
Roggenpollen
Rohrzucker (Haushaltszucker)
Sorghummehl (Hirse)
Weizenmehl*
Weizenpollen
Malz* (aus Gerste)

Juglandaceae (Walnussgewächse)

Walnuss*

Labiatae (Lippenblütengewächse)
Basilikum*
Bohnenkraut
Lavendel
Majoran
Melisse
Menthol
Minze
Oregano* (wilder Majoran)
Pfefferminz
Rosmarin
Salbei
Taubnessel
Thymian
Ysop

Lauraceae (Lorbeergewächse)
Avocado
Kampfer
Lorbeer*
Zimt

Leguminosae (Hülsenfrüchtler)
Bockshornklee
Bohne*
Erbse*
Erdnuss*
Gummi arabicum (Kaugummi)
Johannisbrot (Geliermittel und Kakaoersatz)
Kichererbse
Klee
Linse*
Luzerne
Mungobohne
Sennesblatt
Sojabohne*
Süßholz (Lakritz)
Süßholztraganth (wilder Lakritz)
Tamarinde (Sauerdattel)
Traganth (Stabilisator)

Liliaceae (Liliengewächse)
Aloe vera
Knoblauch*
Lauch
Schnittlauch
Spargel
Zwiebel*

Malvaceae (Malvengewächse)
Hibiscus (Teezusatz)
Malve (Teezusatz)
Okra

Moraceae (Maulbeerbaumgewächse)
Brotfrucht (stärkehaltige Frucht)
Feigen
Hopfen
Maulbeere

Musaceae (Bananengewächse)
Banane

● **Tab. 6: Pflanzliche Nahrungsmittel und Pollen in Zuordnung zu ihren Pflanzenfamilien.**
* Häufige Auslöser allergischer Reaktionen (Fortsetzung).

Myristicaceae (Muskatnussbaum-gewächse)
Kapern
Muskatnuss (-blüte)

Palmae (Palmengewächse)
Betelnuss
Dattel
Kokosnuss
Palmzucker (Palmnektar)
Sago (aus dem Pflanzenmark der Sagopalme)

Papaveraceae (Mohngewächse)
Mohnsamen*

Pedaliaceae (Pedaliagewächse)
Sesamsamen*

Piperaceae (Pfeffergewächse)
Pfeffer* (-körner)

Polygonaceae (Knöterichgewächse)
Buchweizen
Rhabarber
Sauerampfer

Rosaceae (Rosengewächse)
Apfel*
Aprikose
Brombeere
Erdbeere*
Hagebutte
Himbeere
Kirsche*
Mandel*
Mispel (Kernobst)
Pfirsich*
Pflaume
Quitte
Walderdbeere
Weißdorn
Zwetschge

Rubiaceae (Rötegewächse)
Brechwurz
Chinin* (in Tonicwater)
Kaffee (Rohkaffeestaub)
Waldmeister

Rutaceae (Rautengewächse)
Angostura (Würzbitter)
Bergamotte (Bestandteil von Earl-Grey-Tee)
Mandarine
Orange*
Zitrone

Solanaceae (Nachtschattengewächse)
Aubergine
Bilsenkraut
Chilischote*
Kartoffel
Paprikaschote*
Tomate*

Sterculiaceae (Sterkuliengewächse)
Kakao
Kolanuss (in Cola-Getränken)

Umbelliferae (Doldengewächse)
Anis* (Pimpinella)
Dill*
Engelwurz
Fenchel*
Karotte* (roh!)
Kerbel
Koriander*
Kümmel*
Kreuzkümmel (Cumin)
Liebstöckel
Pastinake
Petersilie*
Sellerie*

Zingiberaceae (Ingwergewächse)
Ingwer
Kardamom

Steckbriefe relevanter Nahrungsmittel-Allergene

● Obst

▶ Häufige Allergieauslöser

Äpfel (besonders grüne), Birnen, Honigmelonen, Kirschen, Kiwi, Nektarinen, Pfirsiche, Pflaumen

▶ Seltene Allergieauslöser

Ananas, Bananen, Brombeere, Dattel, Erdbeeren, Feige, Granatapfel, Grapefruit, Hagebutte, Heidelbeere, Himbeere, Holunder, Kaki (chinesische, Dattelpflaume), Johannisbeeren, Litschi, Mandarine, Mango, Mirabellen, Orangen, Papaya, Passionsfrucht, Preiselbeeren, Quitten, Rhabarber, Sanddorn, Stachelbeere, Wassermelone, Weintrauben; Trockenobst (Äpfel, Aprikosen, Backpflaumen, Birnen, Korinthen, Rosinen, Sultaninen – ungeschwefelt)

▶ Wer ist besonders gefährdet?

Baumpollen-Allergiker

▶ Was Sie tun können

Schälen, reife Früchte verwenden (Ausnahme: Bananen, s. u.), kochen (die Allergene fast aller heimischen und ausländischen Früchte sind hitzelabil); keine Multivitaminsäfte, Saft einer einzigen Frucht bevorzugen!

Am häufigsten bei Obstallergien ist das »orale Allergie-Syndrom« (OAS). Es äußert sich durch Jucken und Schwellungen im Mund- und Rachenraum, gelegentlich auch im Lippenbereich.

Äpfel: In vielen Fällen werden alle gängigen Apfelsorten roh nicht vertragen, in Einzelfällen gibt es hin und wieder eine Apfelsorte, die verträglich ist. Manche Patienten wissen bereits, dass sie Äpfel besser vertragen, wenn sie geschält sind und machen die Spritzmittel auf der Schale für ihre Beschwerden verantwortlich. Es liegt aber daran, dass die Allergene besonders stark unter der Schale angereichert sind. Auch die Apfelkerne sind stärker allergen als das Fruchtfleisch. Ähnliches gilt auch für andere Früchte.

Die allergene Wirkung von Äpfeln ist abhängig vom Reifegrad und der Sorte.

Ananas: Löst gelegentlich Zungenbrennen aus; dies ist jedoch keine allergische Reaktion. Das eiweißspaltende Enzym Bromelain aus Ananas ist ein mögliches Allergen, das in manchen Medikamenten eingesetzt wird.

Bananen: Neuerdings mehren sich die Bananenallergien (Bananengewächse/Musaceae). Diese sind häufig mit einer Latex-Soforttyp-Allergie verbunden. Latex ist ein Naturstoff (Gummiherstellung), der offenbar gleichartige Allergene enthält, wie sie auch in der Banane, in Avocados, Feigen, Kiwi, Esskastanien und Papayas vorkommen.

Bei Bananen ist die reifere Frucht oft wesentlich allergener als die weniger reife!

Beeren: Lösen selten allergische Reaktionen aus, auch wenn sie möglich sind.

Feigen: Allergien finden wir bei Patienten, die allergisch auf die verschiedenen Pflanzen der Ficusgewächse (z. B. Ficus benjamini) reagieren. So allergen wie der Milchsaft dieser Pflanze sein kann, so ist es auch die Frucht. Ficusallergien wie auch Feigenallergien kommen etwas häufiger bei Baumpollen-Allergikern vor, da Kreuzverwandtschaft zu Birkenpollen besteht.

Kiwi: Aus Gründen, die noch nicht weiter untersucht sind, haben Baumpollen-Allergiker überaus häufig eine Allergie gegen Kiwi (Strahlengriffelgewächse/Actinidiaceae).

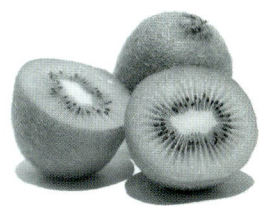

Kiwis führen bei Baumpollen-Allergikern häufig zu Allergien.

Papaya: Kann ebenfalls allergische Reaktionen auslösen. Sie liefert ein Enzym, das Papain, das als Zartmacher für Fleisch eingesetzt wird. Es ist im Handel erhältlich, darf aber in Fertiggerichten und in Restaurants nicht verwendet werden.

Trockenobst: Gelegentlich kommt es hier zu Unverträglichkeitsreaktionen, wenn diese Früchte mit Hilfe von Sulfiten geschwefelt sind. Diese Reaktionen sind aber den pseudoallergischen Reaktionen zuzuordnen (s. Seite 19) und haben mit einer Allergie, bei der Antikörper gebildet werden, nichts zu tun.

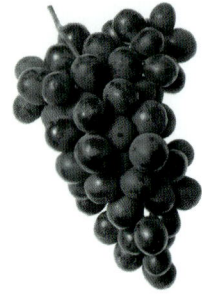

Weintrauben: Es gibt Unterschiede zwischen roten und grünen Weintrauben, kernlosen und kernhaltigen, ausländischen und inländischen. Nicht immer dehnt sich eine Weintrauben-Allergie auf alle Sorten aus.

Säfte: Im Gegensatz zu Säften aus Zitrusfrüchten, Stein- und Kernobst sind Säfte aus Beeren in der Regel kaum ein allergologisches Problem.

Fruchtsäfte sollten von Obstallergikern nie in Form von Multivitaminsäften getrunken werden. Grundsätzlich sollte der Allergiker einen Saft aus einer einzigen Frucht bevorzugen. Man kann ja wechseln.

● Marmeladen, Konfitüre, Gelee, Fruchtmark

> ▶ **Häufige Allergieauslöser**

–

> ▶ **Seltene Allergieauslöser**

Marmeladen

> ▶ **Wer ist besonders gefährdet?**

Wenn überhaupt: Obstallergiker

> ▶ **Was Sie tun können**

Entfernen von Schalen und Kernen, Gelees verwenden (lange Kochzeit), Marmelade selbst kochen (keine Zusatzstoffe!), auf rohes Fruchtmark verzichten

Die Allergene fast aller heimischen und ausländischen Früchte sind hitzelabil, deshalb lösen sie als Kompott, Marmelade oder Gelee so gut wie nie allergische Reaktionen aus – Voraussetzung ist jedoch, dass Schalen und Kerne sorgfältig entfernt wurden. Ausgenommen ist die Erdbeermarmelade.

Erdbeermarmelade: Erdbeerallergien sind nicht sehr häufig. Erdbeeren enthalten aber Histamin und können daher in roher Form Hautreaktionen auslösen (s. Seite 129 ff).

Gelees: Reaktionen durch Gelees sind sehr selten, denn die lange Kochzeit und das Entfernen von Schalen und Kernen macht sie besonders gut für Obstallergiker verträglich.

Fruchtmark: Ungekochtes Mark von Früchten, in Zucker konserviert, kann bei Obstallergikern problematisch sein.

Zusatzstoffe in Marmelade und Gelees

Gut zu wissen

Salicylsäure zur Konservierung ist in Deutschland verboten, in ausländischen Produkten kann man sie neben Farbstoffen noch finden.

Farbstoffe sind in vielen Marmeladen auch bei uns zu erwarten.

Pektine als Gelier- und Dickungsmittel stammen aus Äpfeln oder Zitrusfrüchten. Nur selten sind sie bei Apfel- oder Zitrusfrucht-Allergikern ein Problem, da sie lange mitgekocht werden.

Zitronensäure hat keinerlei allergologische Bedeutung. Eventuelles Sodbrennen durch Zitronensäure oder Zitrusfrüchte ist in der Regel nicht durch eine Allergie bedingt. Die Obstsäuren sind keine Allergene.

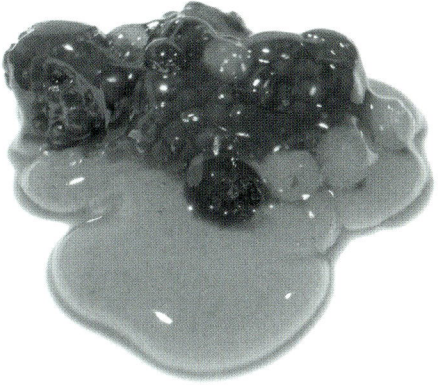

● Honig

> ▶ **Häufige Allergieauslöser**
>
> Blütenhonig, auch von blühenden Bäumen und Wiesen
>
> ▶ **Seltene Allergieauslöser**
>
> Waldhonig, Tannenhonig
>
> ▶ **Wer ist besonders gefährdet?**
>
> Pollenallergiker, Honigallergiker, Bienengift-Allergiker
>
> ▶ **Was Sie tun können**
>
> Entsprechende Honigsorten meiden

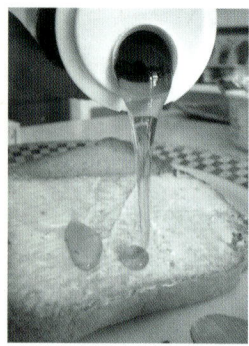

Honig ist potenziell ein sehr starkes Allergen, da er Pollen enthält – insbesondere Kräuterpollen sind sehr allergen, Honigallergien können daher in Einzelfällen sehr bedrohlich werden. Auch Honig von bestimmten Bäumen sollte möglichst nicht verzehrt werden (z. B. Lindenblütenhonig, Akazienhonig). In vielen Fällen kann Wald- oder Tannenhonig eine Alternative für unseren klassischen Blütenhonig sein, der von Wiesen und Feldern stammt.

Bei Honigallergikern muss beachtet werden, dass er in viele Produkte wie Kuchen, Plätzchen und andere Süßigkeiten eingearbeitet werden kann.

Mellitin: Da Honig von Insekten gesammelt wird, enthält er auch Spuren von Insektenstäuben und das Hauptallergen der Biene, das Mellitin. Bei schweren Bienengift-Allergikern kann es zu Problemen kommen.

Bienenwachs: Dieses Trennmittel (E-Nr. 901) wird aus Bienenwaben hergestellt und gerne bei Süßigkeiten eingesetzt, damit sie nicht verkleben (z. B. Gummibärchen). In seltenen Fällen reagieren Bienengift-Allergiker auch darauf.

Gelee Royale, Propolis: Auch diese beiden so genannten Naturheilmittel müssen bei Bienengift-Allergien als mögliche Allergieauslöser erwähnt werden. Gelee Royale, auch als Königinnen- oder Weiselsaft bekannt, ist der Futtersaft der Bienen, der aus einem Bienenei statt einer Arbeiterbiene eine Königin werden lässt. Ihm werden heilende und stärkende Wirkungen nachgesagt. Propolis ist eine harzartige Masse, mit der Ritzen am Bienenstock verkittet werden.

● Nüsse

▶**Häufige Allergieauslöser**

Alle Nussarten, besonders Haselnüsse

▶**Seltene Allergieauslöser**

Kokosnuss, Pekanuss, Pistazie, Cashew

▶**Wer ist besonders gefährdet?**

Baumpollen-Allergiker

▶**Was Sie tun können**

Alle Nüsse meiden!

In der Regel sind Nussallergene hitzestabil, auch wenn zu Beginn einer Nussallergie die Beschwerden nur durch rohe Nüsse ausgelöst werden. Bei Zunahme der Sensibilisierung können auch Nusskuchen, Schokolade und Gebäck allergische Reaktionen auslösen. Da niemals vorherzusehen ist, bei welchen Patienten dies der Fall ist, gilt immer die Regel, dass bei Nussallergien alle Nüsse vermieden werden sollten, egal in welcher Darreichungsform. Häufig wird übersehen, dass das Nussmus als Brotaufstrich (z. B. Nutella) aus reinen Haselnüssen besteht.

> ▶Nüsse sind potenziell hochaggressive Allergene! Bei Nuss-
> allergien können auch winzige Spuren schwere allergische
> Reaktionen auslösen. Dies ist von besonderer Bedeutung, da
> der Einsatz von kleinsten Nussmengen nicht immer deklariert
> ist, z. B. in Schokoladen.

Bei Nussallergien und gleichzeitiger Obstallergie (z. B. Äpfel) sollte auch der Verzehr der Kerne verschiedener Früchte (z. B. Aprikose, Mandel) vermieden werden. Auch der Genuss von falschem Marzipan (Persipan) kann zu Beschwerden führen, da es aus Aprikosenkernen hergestellt wird.

Zu beachten ist, dass Frucht- und Nusskerne auch in Likören, Essenzen und Aromen eingearbeitet sein können, aber auch in Wurst. Mortadella beispielsweise enthält Pistazien.

Pistazien sind beispielsweise in Mortadella enthalten.

Haselnüsse: Haselnuss-Allergien sind besonders häufig. Es kann, muss aber nicht gleichzeitig auch eine Allergie gegen andere Nüsse (Mandel, Walnuss, Paranuss u. a.) bestehen. Fälschlicherweise wird hier immer die Erdnuss genannt, was aber nicht richtig ist, da sie in die Familie der Hülsenfrüchte gehört (s. Seite 70).

Backwaren: Besonders vorsichtig sollte man auch beim Einkauf von Brot und Gebäck sein, welches nicht abgepackt ist. Bäckereien sind hinsichtlich ihrer Rezepturen für Brot, Kuchen und Gebäck sehr erfindungsreich und setzen nicht selten zerkleinerte Nüsse zu, die nicht deklariert werden, und durch die Zerkleinerung nicht mehr erkennbar sind.

Erdnüsse gehören nicht zu den Nüssen, sondern zu den Hülsenfrüchten.

● Samen

> **▶ Mögliche Allergieauslöser**
>
> Sesam, Sonnenblumensamen, Mohn, Leinsamen, Baumwoll-samen
>
> **▶ Wer ist besonders gefährdet?**
>
> Pollenallergiker u. a. Patienten
>
> **▶ Was Sie tun können**
>
> Entsprechenden Samen meiden! Sichere Öle verwenden (Becel, Olivenöl). Samenschalen in Naturheilmedikamenten meiden.

Allergische Reaktionen auf Pflanzensamen sind zwar relativ selten, aber oft bedrohlich.

Sesam, Sonnenblumensamen, Mohn, Leinsamen und Baumwoll-samen werden zur Herstellung von Brot, Brötchen, Kuchen, Gebäck und Konfekt eingesetzt, Mohn beispielsweise auch in Kräckern und in Knödeln.

Pflanzenöle: Pflanzensamen sind häufig Spender von Ölen zum Kochen und Backen. Bei hochgereinigten Ölen sind die Proteine (Eiweiße) der Spenderfrucht in der Regel vollständig entfernt. Darauf kann man sich aber nicht immer verlassen. Aus diesem Grunde wird Allergikern empfohlen, auf sichere Öle und Fette (z. B. Becel) auszuweichen. Olivenöl ist in unseren Landen so gut wie nie ein Problem, auch nicht die kaltgeschlagenen Olivenöle.

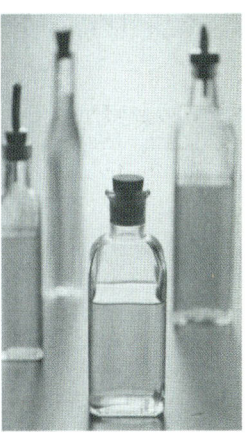

Olivenöl ist für Nahrungsmittel-Allergiker meist kein Problem.

Medikamente: Aus Samenschalen, z. B. aus Sesam oder Bohnen, werden gelegentlich Medikamente hergestellt, die Spurenelemente enthalten, und die z. B. bei brüchigen Nägeln und Haaren empfohlen werden. Man muss also auch bei diesen frei verkäuflichen Medikamenten darauf achten, dass man hier keine Allergene aufnimmt, denn generell sind Samenschalen und -hüllen besonders allergenreich. Auf den Medikamentenschachteln sind oft nur die lateinischen Namen vermerkt, so dass der Ursprung für den Laien nicht erkennbar ist. Auf diese naturheilkundlichen Medikamente sollten Nahrungsmittel-Allergiker also generell verzichten.

● Gemüse, Salate

▶ Häufige Allergieauslöser

Hülsenfrüchte, Karotten (rohe), Paprika, Sellerie, Tomaten, Zwiebeln

▶ Seltene Allergieauslöser

Artischocke, Avocado, Bambussprossen, Blumenkohl, Brokkoli, Chicorée, Endiviensalat, Feldsalat, Gurke, Kartoffel, Knoblauch, Kopfsalat, Kürbis, Lattich (Sommerendivie), Lauch (Porree), Mangold, Meerrettich, Okra (Schote der Rosenpappel), Palmenherzen (Palmenstielmark), Pastinake, Radieschen, Rettich, Rosenkohl, Rotkohl, Schwarzwurzel, Sojasprossen, Spargel, Spinat, Topinambur (Erdartischocke), Weinblätter, Weißkohl, Wirsing, Zucchini

▶ Wer ist besonders gefährdet?

Pollenallergiker, Sellerieallergiker

▶ Was Sie tun können

Dünsten, kochen, blanchieren; oder meiden (z. B. Sellerie)

Die Kochzeit macht's, die Menge macht's!

Kochen: Die meisten Allergene im Gemüse sind hitzelabil, verlieren also ihre Wirkung durch Dünsten oder Kochen.

Folgende Gemüse verlieren ihre Allergenität durch Kochen: Kartoffeln, fast alle Kohlarten (Rosenkohl, Blumenkohl, Brokkoli, Weißkraut, Rotkraut u.a.), Karotten, Lauch, Spargel und Zucchini. Allergien gegen rohe Karotten sind nicht sehr selten, Allergien gegen gekochte Karotten hingegen kommen praktisch nicht vor. Zudem verliert sich durch das Kochen bei vielen Gemüsen die blähende Wirkung (Kohl, Zwiebeln usw.).

Mitunter kann es auch genügen, ein Gemüse zu blanchieren, wenn es als Rohkost verzehrt werden soll.

Avocado: Da dieses Gemüse in der Regel roh verzehrt wird, löst es gelegentlich allergische Reaktionen aus.

Latexallergiker können aufgrund einer Kreuzreaktion (s. Seite 143) auf Avocado allergisch reagieren.

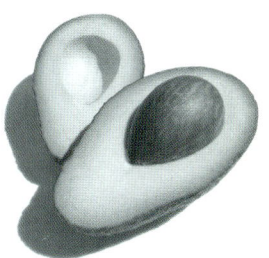

Avocado kann bei Latexallergikern zu Reaktionen führen.

Blattsalate: Lösen selten allergische Reaktionen aus; bei Patienten mit einer Pollenallergie kann es vereinzelt zu Durchfällen kommen. Besonders selten sind allergische Reaktionen durch Friséesalat, Feldsalat und Chicorée.

Gurke: Verursacht in frischer Form so gut wie nie allergische Reaktionen, gekocht oder gedünstet niemals.

Hülsenfrüchte: Erbsen, Bohnen, Linsen, Soja u. a. sind teilweise hitzestabil. Hülsenfrucht-Allergiker müssen sie meistens meiden, insbesondere Trockenerbsen, Trockenbohnen und Trockenlinsen. Bei leichterer Hülsenfrucht-Allergie können gekochte feine Dosenerbsen wie auch Prinzessbohnen (sie enthalten nur geringe Kernmengen) verträglich sein.

Im Einzelfall können Hülsenfrucht-Allergien bedrohlich werden. Hier ist zu berücksichtigen, dass Hülsenfrüchte (insbesondere Soja, aber auch Erbsen) in Soßen und Suppen gelegentlich als Dickungsmittel eingesetzt werden (Erbswurst!). Das kann Probleme verursachen.

Kartoffeln: Bei Baumpollen-Allergikern kommt es häufig beim Kartoffelschälen zu Juckreiz an den Händen, Fließschnupfen und tränenden Augen. Gekocht sind Kartoffeln meist verträglich.

Knoblauch: Hier sind Allergien möglich; in geringen Mengen mitgekocht, kann Knoblauch aber häufig verträglich sein.

Kürbis: Löst so gut wie nie allergische Reaktionen aus, gekocht grundsätzlich nicht.

Paprika: Es gibt Unterschiede zwischen roter, grüner und gelber Paprika. Sie kann in roher Form allergische Reaktionen auslösen; in Einzelfällen wirkt sie in gekochter Form stärker allergen. Wird Paprika mild als Gewürz in Speisen eingearbeitet und mitgekocht, dann ist es für viele Allergiker trotz eines positiven Hauttestes mit frischem Paprika verträglich.

Sellerie: Die Allergene des Selleries sind teilweise hitzestabil und können ihre Wirkung auch noch in gekochtem Zustand entfalten. Selleriesalz ist in vielfältigen Würzmischungen enthalten. Es ist *das* Gewürzsalz der Deutschen. Aus diesem Grunde können viele Sellerieallergiker Würzmischungen für Soßen und Suppen, Dressings und Salatsoßen nicht vertragen. Dabei ist auch zu beachten, dass für Säuglinge und Kleinkinder schon für das 1. Lebensjahr Sellerie in Gemüsegläschen eingearbeitet ist!

▶ Das Sellerieallergen kann auch noch in gekochter Form und in kleineren Mengen (z. B. in Würzmischungen) allergische Reaktionen auslösen!

Soja: Soja zählt zu den Hülsenfrüchten. Es wird zunehmend in der Lebensmittelindustrie eingesetzt und gewinnt dadurch für Allergiker an Bedeutung (s. Tabelle Seite 70). Sojaallergene sind teilweise hitzestabil.

Sojamehl, Sojamilch und Tofu können in roher wie in gekochter Form allergische Reaktionen auslösen.

Sojalecithin, ein Fettbestandteil der Sojabohne, kann auch von Sojaallergikern verzehrt werden, denn es besitzt keine besondere allergene Eigenschaft mehr.

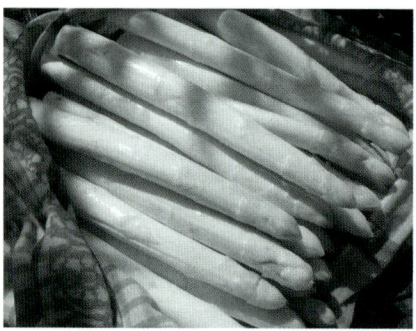

Spargel: Beim Schälen löst Spargel bei manchen Patienten allergische Hautreaktionen aus, verursacht aber in gekochtem Zustand so gut wie nie Beschwerden, denn seine Allergene sind hitzelabil.

Spinat: Selbst zubereitet löst er sehr selten allergische Reaktionen aus. Anders ist es mit dem fertig gekauften Würzspinat, der durch Würzmischungen allergische Reaktionen auslösen kann.

Spargel kann beim Schälen Hautreaktionen auslösen.

Tomaten: Hier sind Allergien etwas häufiger, auch die kleinen Kirschtomaten können allergische Reaktionen auslösen. Gekocht sind Tomaten äußerst selten ein Problem.

Bei Ketchup, das eine Vielzahl von Gewürzen und anderen Zutaten enthält, können Beschwerden auftreten. Auch beim Kochen von Tomatensoßen sollten keine Konzentrate und keine Fertig-Spaghettisoßen verwendet werden; Gleiches gilt auch für Tomatensuppen (siehe Kochtipps, Seite 180).

Zwiebeln: Allergien kommen vor, Zwiebeln sind jedoch in gekochter Form meist verträglich.

Johannisbrotkernmehl, Guarkernmehl: Das Dickungs- und Geliermittel Johannisbrotkernmehl (E-Nr. 410) stammt aus dem Samen des Johannisbrotbaumes und zählt zu den Hülsenfrüchten, Gleiches gilt für Guarkernmehl (E-Nr. 412), auch für Traganth (E-Nr. 413). Diese Zusatzstoffe werden für Panaden, Jogurt, Pudding, Säfte und Soßen verwendet (s. Tabelle ab Seite 123). Sie sind deklarationspflichtig und daher auf Fertigpackungen erkennbar. Auch sie können zu Beschwerden führen.

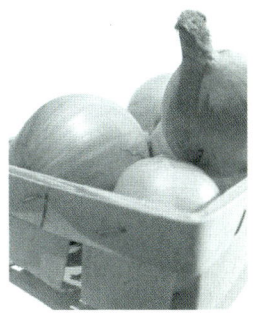

Zwiebeln sind in gekochter Form meist verträglich.

● **Tab. 7: Lebensmittel, die Soja (in unterschiedlichen Mengen) enthalten.**

Milchersatzprodukte	**Soßen**
Sojamilch	Sojasoßen
aromatisierte Sojagetränke	Dressing für Salate
Kindernahrung	Sojaöl
Sojamilchshakes	
Getränke zum Muskelaufbau	**als Zutat**
	in Snacks
Käseersatzprodukte	
	als Sojamehl
Weichkäse	
Tofukäse	in Pfannkuchenmischungen
Tofu	in Nudeln
	in Suppen
Desserts	in Jogurt
	in Brot
gefrorene Desserts	in Gebäck
harte Eiscremes	in Kuchen
Soft-Eiscremes	in Eiscremes
	in Pudding
Fleischersatzprodukte	
Tofu	
Fleischimitate	
pflanzliche Brotaufstriche	
als Wurstersatz	

● **Tab. 8: Einsatz und Eigenschaften von Guarkernmehl**

Einsatz	Funktion
Milch und Molkereiprodukte	Frischhaltung
Backwaren	Stabilisierung
Fisch- und Feinkosterzeugnisse	Verdickung
Süßwaren	Wasserbindung
Getränke	weiterhin dient es als
Fleisch- und Fleischerzeugnisse	Ballaststoff und Füllmaterial

● **Pilze**

▶ **Häufige Allergieauslöser**

–

▶ **Seltene Allergieauslöser**

Austernpilze, Champignons, Pfifferlinge, Shiitake-Pilze, Steinpilze usw.

▶ **Wer ist besonders gefährdet?**

Jeder Patient könnte gefährdet sein

▶ **Was Sie tun können**

Den entsprechenden Speisepilz meiden, auch in Soßen und Suppen

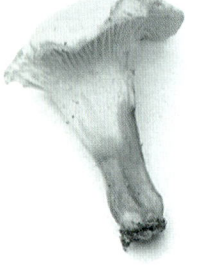

Auch Suppen und Soßen können Pilze enthalten.

Speisepilze sind im eigentlichen Sinne kein Gemüse, werden aber als Beilage eingesetzt. Allergien sind selten. Zuchtchampignons lösen in der Regel keine allergischen Reaktionen aus. In äußerst seltenen Fällen kann einmal eine Allergie gegen Steinpilze, Pfifferlinge oder die aus Asien zu uns gekommenen Shiitake-Pilze kommen.

● Getreide

▶ Häufige Allergieauslöser

Roggen, Weizen, Gerste, Gerstenmalz, Maiskorn
Vollkornprodukte (Mehrkornbrot), rohes Getreide (z.B. Müsli)

▶ Seltene Allergieauslöser

Feine Haferflocken, Hirse, Maismehl, feines Dinkelmehl, Reis

▶ Wer ist besonders gefährdet?

Gras- und Getreidepollen-Allergiker, aber auch gelegentlich
Nicht-Pollen-Allergiker

▶ Was Sie tun können

Verwenden Sie gut ausgebackenes Brot (Bauernbrot oder Holz-
ofenbrot, Pumpernickel) mit hohem Roggenanteil, auch Sauer-
teigbrot, Porridge statt Müsli, geschälten Reis.

Falls oben genannte Getreideprodukte in jeder Form (auch
gebacken) zu Symptomen führen, muss auf Getreideersatzpro-
dukte anderer Pflanzenfamilien außerhalb der klassischen
Getreidefamilie ausgewichen werden: Amaranthmehl (Inkagetreide), Buchweizenmehl, Quinoamehl, Sago (aus der Sagopalme), Tapioka, Kartoffelmehl, Sojamehl, Topinambur (Erdartischocke)

Getreideallergien sind aufgrund der Kreuzverwandtschaft
erwartungsgemäß überwiegend bei Gras- und Getreidepollen-
Allergikern anzutreffen. Sie haben nichts mit der Zöliakie bzw.
der einheimischen Sprue zu tun (Glutenintoleranz).

Das stärkste Allergen ist das Roggenmehl, schwächer ist das Weizenmehl. Da die Getreide teilweise hitzelabil sind, aber auch hit-
zestabile Anteile haben, entscheidet die *Backzeit* über die Verträglichkeit. Roggenmehl ist zwar das stärkere Allergen, bedarf
jedoch in der Regel einer langen Backzeit verglichen mit Weizenmehl, insbesondere bei Kleingebäck (z. B. Kekse, Brötchen,

Baguette). Aus diesem Grunde werden Weizenmehlprodukte oft wesentlich schlechter vertragen als lang gebackene Roggenmehlbrote.

> ►Bei Verwendung von Mehlen im Haushalt muss streng auf schimmelfreie Produkte geachtet werden (siehe Kapitel Schimmelpilz-Allergie).
>
> Getreideallergiker müssen beachten, dass beim Kuchenbacken durch den rohen Mehlstaub allergische Reaktionen der Atemwege wie auch Kontaktreaktionen der Haut auftreten können.

Viele Backwaren werden heutzutage aus Backfertigmischungen hergestellt, denen verschiedene potenziell allergene Backmittel zugesetzt sind wie z. B. Malzquellmehl, Sojamehl u. a. Wissenswertes über die allergologische Bedeutung von Backhefe, weiteren Backmitteln und Backhilfsmitteln im Brot finden Sie ab Seite 88.

Frei von diesen Backmitteln ist in der Regel ein Roggenbrot auf Sauerteigbasis, ein geringer Weizenanteil kommt durch die lange Backzeit in der Regel nicht zum Tragen.

Roggenbrot auf Sauerteigbasis ist normalerweise frei von Backmitteln.

Brot: Dreikorn-, Mehrkorn- und Sechskornbrote sollten von Allergikern, bei denen im Hauttest eine Getreide-Sensibilisierung festgestellt wurde, nicht verzehrt werden: Die Samenhüllen der verschiedenen Getreidearten sind besonders allergenreich, die Getreidekörner sind meist nicht ganz durchgebacken und daher im Inneren oft halbroh. Ausgemahlene Mehle ohne die Samenhüllen sind daher besser verträglich.

Buchweizen: Gehört in eine andere Pflanzenfamilie, man kann es zum Backen (Pfannkuchen) verwenden und auch Nudeln damit herstellen. Nicht geeignet für Latexallergiker (s. Seite 142 f).

Dinkel: Dinkelmehle werden gelegentlich alternativ eingesetzt; da es sich bei Dinkel jedoch um den so genannten Urweizen handelt, gehört Dinkel ebenfalls zu den klassischen Getreidearten. Bislang gibt es nur wenige Beobachtungen über Dinkelmehl-Allergien.

Haferflocken: Die zarten Blütenflocken sind sehr allergenarm, insbesondere gekocht. Das Porridge der Engländer (gekochte Haferflocken mit Obst) kann eine Alternative zum Müsli sein.

Hirse: Hirse verursacht in verbackenem Zustand selten Allergien.

Malz und Malzprodukte: Malz (aus Gerste) ist ein sehr starkes Allergen, das auch nach Hitzeeinwirkung noch allergische Reaktionen auslösen kann (z. B. als Malzquellmehl in Brot, Kuchen, Gebäck). Malz ist in Bier, in Malzprodukten wie Ovomaltine, als Maltodextrin in Kakaozubereitungen sowie Malzkaffee verarbeitet. In diesem Zusammenhang sei auf Bier hingewiesen (aus Gerstenmalz), auch an Weizenbier ist zu denken (s. Seite 111).

Mais: Maisgrieß (für Polenta, Süßspeisen) kann eine Alternative bei Getreideallergien sein. Ganze Maiskörner sind jedoch relativ allergenreich und auch oft in gekochter oder gegrillter Form nicht verträglich. Werden unverdaute Maiskörner ausgeschieden, so ist dies kein zwingender Hinweis für eine Maisallergie.

Nudeln: Nudeln aus Weizenmehl und -gries werden bei ausreichend langer Kochzeit von vielen Getreideallergikern vertragen (dickere Nudelsorten verwenden).

Quinoa: Quinoa (Inkagetreide) kann eine Alternative für Getreideallergiker sein. Es gehört einer anderen Pflanzenfamilie an.

Reis: In unseren Breiten ist Reis im Gegensatz zu den asiatischen Ländern ein seltenes Allergen. Kommt eine Reisallergie klinisch zum Tragen bei Getreideallergikern, so kann geschälter Reis und insbesondere Parboiled-Langkornreis (z. B. von Uncle Ben's) durchaus noch verträglich sein.

Vollwertkost: Müsli ist für Getreideallergiker nicht geeignet, da Rohgetreide besonders allergenreich sind, das gilt auch für selbst geschrotete Getreide, auch wenn sie über Nacht im Wasser aufquellen konnten.

Zwieback: Neben Weizenmehl enthält Zwieback nicht selten Malz und Malzmehl (aber auch Hühnereier, Kuhmilch!).

Gut zu wissen

Gluten-Soforttyp-Allergie

In jüngster Zeit sind Fälle einer so genannten exercise-induced-anaphylaxis (anstrengungsinduzierte allergische Reaktionen) bekannt geworden, die durch eine Gluten-*Soforttyp-Allergie* (durch IgE-Antikörper vermittelt) verursacht wird. Zu Symptomen kommt es unter körperlicher Belastung kurz nach dem Verzehr der entsprechenden Backwaren. Diese besondere Form der Allergie gegen Gluten hat nichts mit einer Sprue oder Zöliakie zu tun. Wird kein Sport getrieben, so werden die Speisen (z. B. Pizza, kurzgebackene Gebäckarten) vertragen. IgE-Antikörper gegen Gluten können durch einen Bluttest nachgewiesen werden. Eine Graspollen-Allergie liegt oft *nicht* vor.

● Back- und Backhilfsmittel

Die meisten Backmittel oder Backhilfsmittel sind keine Allergene und damit zumeist kein Problem für Allergiekranke.

Von allergologischer Bedeutung sind jedoch zunehmend: Sojamehl, Malzquellmehl, Guarkernmehl, Johannisbrotkernmehl und in Einzelfällen auch Baumwollsaat. Bei höhergradiger Sensibilisierung können sie auch in gebackener Form noch Allergencharakter haben.

Obwohl Enzyme für die Getreideverarbeitung eingesetzt werden, verlieren sie im Backvorgang fast immer ihre allergene Bedeutung, auch wenn sie primär starke Allergene sind. Die so genannten »technischen Enzyme« werden nicht nur bei der Herstellung von Backwaren eingesetzt (s. Seite 114).

Backhefe-Allergien durch Hefen, wie sie auch im eigenen Haushalt eingesetzt werden können, sind selten, aber möglich.

In der Lebensmittelverordnung ist gesetzlich verankert, welche Back- und Backhilfsmittel in bestimmte Produkte eingearbeitet werden dürfen. Backmittel wie auch Backhilfsmittel werden zu unterschiedlichen Zwecken eingesetzt (siehe Kasten).

Übersicht über die am häufigsten verwendeten Backmittel

Gut zu wissen

Backmittel für Brot

Mit folgenden so genannten Säuerungsmitteln werden die Quellfähigkeit und die Backeigenschaften von Roggen- und Mischbrotteigen verbessert und die Haltbarkeit verlängert: Milch- und Zitronensäure, saure Phosphatase (ein Enzym), Quellmehle, Lecithin, Milchprodukte, z. B. Molke

Backmittel für Weißwaren (z. B. Weißbrot, Brötchen)

Traubenzucker, Zucker, Malzmehle, Diacetylweinsäureester (Emulgator, der dafür sorgt, dass sich die Zutaten besser vermischen und das Brot feinporiger wird), Lecithin (ebenfalls ein Emulgator), Ascorbinsäure (= Vitamin C; verbessert die Backeigenschaften des Brotes), Zystein (eine natürlich vorkommende Aminosäure, macht den Teig elastischer), Enzyme (Bakterien- und Pilzamylasen; der Teig treibt besser, das Brot oder Brötchen wird größer)

Backmittel für feine Backwaren

Traubenzucker, Lecithin (s. o.), Fett, Diacetylweinsäureester (s. o.), Zystein (s. o.), Ascorbinsäure (s. o.), Magermilchpulver

Zugelassene Konservierungsstoffe

Sorbinsäure: Sie darf zur Vermeidung von Schimmel in abgepacktem geschnittenen Brot sowie in Weichbrötchen und vorgebackenen Backwaren verwendet werden.

Propionsäure: Die in Tierversuchen nicht unbedenkliche Propionsäure und ihre Salze wurden 1988 in Deutschland verboten, im Zuge der EU-Harmonisierung aber seit kurzem europaweit wieder zugelassen (Verwendung wie bei Sorbinsäure). Kennzeichnung: Konservierungsstoffe müssen auch bei unverpacktem Brot gesondert gekennzeichnet werden.

Zugelassene Backmittel zur Frischhaltung

Monoglyzeride, Guarkernmehl, Enzympräparate.

● Gewürze, Kräuter, Aromastoffe

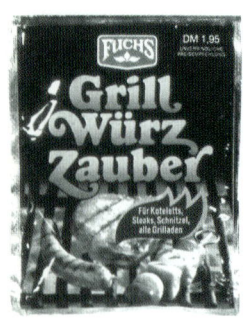

▶ Was Sie tun können

Im Zweifelsfalle auf Würzmischungen und Fertigprodukte verzichten, einzelne Gewürze im Haushalt verwenden (ggf. Erlaubtliste Ihres Arztes heranziehen). Viele Gewürze und Kräuter sind hitzelabil und können daher in geringen Mengen häufig mitgekocht werden, was individuell geprüft werden muss.

Im Einzelfall muss auf das allergieauslösende Gewürz oder die entsprechende Kräuterart verzichtet werden.

Auf Würzmischungen sollten Nahrungsmittel-Allergiker im Zweifelsfall verzichten.

Die Zahl der potenziellen Allergene ist hier fast unendlich. Rezepturen für Speisen, Genussmittel, Medikamente und Naturheilmittel sind vielfältig und leider auch nicht produktkonstant.

Vieles spricht dafür, dass der stetig ansteigende und zum Teil übermäßige Gewürz- und Kräuterverzehr für die Zunahme von Gewürz- und Kräuterallergien verantwortlich ist, insbesondere bei Kräuterpollen-Allergikern, aber nicht ausschließlich. Es gibt auch Personen, die als Nicht-Pollen-Allergiker gegen das eine oder andere Gewürz eine Allergie entwickeln können.

Für Würzmischungen (Fertigsoßen, Fertigsuppen, Fertigspeisen, Salatsoßen, Pudding, Süßigkeiten u. a.) gilt häufig, dass sie mit kleinen Variationen ein Grundrepertoire häufig identischer Gewürze und Kräuter enthalten. Die Zutatenlisten werden aber leider (unverständlicherweise) oft immer länger, was zu einer Anhäufung potenzieller allergener Substanzen führen kann.

Es wird häufig übersehen, dass Curry ein Mischgewürz ist, es gibt weltweit über 60 unterschiedliche Variationen. Im europäischen Curry werden in der Regel Ingwer, Koriander, Nelke, Paprika, Pfeffer, Piment, Kurkuma, Muskatblüte, Cayennepfeffer, Kardamom und Boxhornkleesamen eingearbeitet, manchmal aber auch Samenextrakte, Baumrindenextrakte, Aromastoffe und ätherische Öle.

Bei Sensibilisierung gegen mehrere Gewürze genügt häufig die Empfehlung, auf Mischgewürze und Fertiggerichte zu verzichten. Schon das Weglassen der Fertigprodukte vermindert die Allergenaufnahme um fast 90 %. Sellerieallergien sind besonders zu beachten.

Die Verwendung von Kräutern, Gewürzen und ätherischen Ölen (Aromastoffe aus Pflanzen) ist so umfangreich, dass eine Wertung einzelner Produkte nicht möglich ist.

Die Tabelle auf Seite 92 gibt Ihnen einen Überblick darüber, welche Kräuter und Gewürze zu welchen Speisen passen und welchen allergenen Stellenwert sie haben.

Der Gewürzverstärker Glutamat

Gut zu wissen

Glutamat (Geschmacksverstärker) ist kein Allergen, es führt weder zu allergischen noch pseudoallergischen Reaktionen. Es regt die Nervenzellen der Zunge an und verstärkt somit die Geschmacksempfindung für einzelne Gewürze und Kräuter. Die Industrie spart mit dieser relativ billigen Substanz die Kosten für teure Gewürze ein (s. Lebensmittel-Zusatzstoffe, Seite 118 f).

Das so genannte China-Restaurant-Syndrom ist das klassische Krankheitsbild durch Glutamat. Es wurde erstmals bei Gästen von asiatischen Restaurants beobachtet (in Europa!) und verdankt seinen Namen dem exzessiven Einsatz von Glutamat, z. B. in chinesischen Lokalen. In China selbst wird es in geringen Mengen als »Salz« eingesetzt.

Klinisch kommt es je nach Menge zu Hitzewallungen, Hautreaktionen, Übelkeit, Erbrechen und Kopfschmerzen sowie Durchfall. Die Symptome entstehen sehr schnell und klingen spontan ab. Eine Bedrohung stellen sie nicht dar, sie sind aber äußerst unangenehm. Da Glutamat z. B. auch in Wurst, Soßen, Suppen und Fertiggerichten verwendet wird, können die genannten Symptome auch nach Genuss dieser Lebensmittel auftreten, wenn entsprechend viel davon verzehrt wurde (Mengenabhängigkeit).

Das China-Restaurant-Syndrom spielt bei unseren Gewürzmischungen keine Rolle, wenn Glutamat nur in geringen Mengen eingearbeitet wurde.

● Tab. 9: **Verwendungszweck und allergene Bedeutung von Kräutern und Gewürzen.**

Gewürz/Kräuter	Passt gut zu	Bedeutung als Allergen
Anis	Anisplätzchen, Lebkuchen u. a. Gebäck, Brot, süße Suppen, Rote Bete	***
Basilikum	Schweinefleisch, Kalbfleisch, Fisch, Hülsenfrüchte, Tomaten, Salate, Mozzarella	**
Beifußblatt	Schweinefleisch, Gänse- und Entenfleisch, Aal, Blattsalat	*
Bohnenkraut	Bohnen, Eintopfgerichte, Gemüsesuppen	*
Cayennepfeffer	Fischsud, Marinaden, Mixed pickles, Gurken	***
Dill	Fisch, verlorene Eier, Salat, grüne Soße, Gurken	**
Estragon	Salat, grüne Soße, Tomaten, Suppen, Tomatensoße	*
Fenchelsamen	Gebäck, Brot	***

● Tab. 9: Verwendungszweck und allergene Bedeutung von Kräutern und Gewürzen (Fortsetzung).

Gewürz/Kräuter	Passt gut zu	Bedeutung als Allergen
Ingwer	Fleisch, Fisch, süße und herzhafte Soßen, Marinaden, Kompott, Kürbis, Gebäck	*
Kardamom	Christstollen, Gebäck, Kaltschalen, Süßspeisen, Wurst	*
Kerbel	Fleisch, Fisch, Geflügelsoßen, Salat, Suppen	*
Knoblauch	Hammel-, Lamm-, Rind- und Schweine-fleisch, Gulasch, Geflügel, Salat, Wurst	***
Koriander	süße und herzhafte Suppen, Soßen, Marinaden, Wurst	***
Kümmel	Kraut, Bratkartoffeln, Salzgebäck, Brot, Käse	**
Liebstöckel	Suppen, Soßen, Eintopfgerichte, Fleisch, Gemüse, Salat	*
Lorbeerblatt	Sauerbraten, Wild, Fischsud, Eintopfge-richte, Hering, Marinaden, Gurken, Linsen	*
Majoran	Leberknödel, Hackbraten, Schweinefleisch, Geflügel, Wurst, Kartoffelgerichte	*
Meerrettich gerieben, ohne Schwefel	Wurst, gekochtes Rindfleisch, kalter und warmer Rinderbraten, geräucherter Lachs	*
Muskatblüte (Macis)	Fleisch- und Hühnerbrühe, Lebkuchen und anderes Gebäck, Gemüse, Wurst	*
Muskatnuss	Suppen, Soßen, Salat, Gemüse, Kartoffelpüree, Fleisch, Wurst	*
Nelke	Sauerbraten, Wild, Fisch, Linsen, Rotkohl, Süßspeisen (Kompott), Gebäck, Glühwein (immer in kleinen Mengen)	*
Oregano	Hackbraten, Leberknödel, Wild, Fisch, Pizza u. a. italienische Gerichte	***
Paprikapulver, edelsüß	Gulasch, Schnitzel und andere Fischge-richte, Fisch, Huhn, Paprikaschoten, Quark, Tomatengerichte, Pilze	**
Paprikapulver, rosenscharf	ungarischer Gulasch, herzhafte Speisen, Fleisch, Suppen	***

● Tab. 9: Verwendungszweck und allergene Bedeutung von Kräutern und Gewürzen (Fortsetzung).

Gewürz/Kräuter	Passt gut zu	Bedeutung als Allergen
Petersilie	Suppen, Gemüse, Salat, Soßen, Fisch, Fleisch, Quark	*
Pfeffer, schwarz	Fleisch, Fisch, Wild, Marinaden, herzhafte Speisen	**
Pfeffer, weiß	Eierspeisen, Mayonnaise, Teigwaren	*
Pfefferkörner, grün	Pfeffersteak, Pfeffersoße zu Fleisch u. Fisch	***
Piment	süße Soße, süße und herzhafte Suppen, Aufläufe, Wild, Sauerbraten, Fleisch, Fisch, Marinaden, Gebäck	*
Rosmarin	Kalb- und Schweinefleisch, Geflügel, Lammfleisch, Wild, Fisch	*
Safran	Gebäck, Reis, Nudeln, Fleisch, Hühnerbrühe, Süßspeisen	*
Salbei	Kalbfleisch, Fisch, Geflügel, Nudeln	*
Senfkörner	Fisch, Fleisch, Fisch- und Gemüsemarinaden, Gurken	**
Sternanis	Lebkuchen und anderes Gebäck, Obstsalat, Kompott	*
Thymian	Hackfleisch, Leberknödel, Wild, Geflügel, Schweinefleisch	*
Vanille	Süßspeisen, Gebäck	*
Wacholderbeeren	Sauerbraten, Sauerkraut, Wild, Marinaden (immer in kleinen Mengen)	**
Zimt	Süßspeisen, wie z. B. Kompott und Obstsalat, Gebäck	**
Curry (Gewürzmischung)	Reis, Mayonnaise, herzhafte Suppen und Soßen, Fisch, Fleisch, chinesische und indische Gerichte	***
Kräuter der Provence (Kräutermischung)	gehaltvolle Soßen, Füllungen von Geflügel, Fleisch, Fisch, Fleischbrühen, Hackfleisch, Nudelsoßen, Pizza u. a. italienische Gerichte, Salatsoßen (immer in kleinen Mengen)	**

● Kuhmilch und Kuhmilchprodukte

▶ Häufige Allergieauslöser

Jogurt, Quark, Käse, frische Vollmilch (besonders direkt vom Bauernhof)

▶ Seltene Allergieauslöser

Butter, Dosenmilch, Frischkäse, H-Milch (0,3 %), Molke, süße Sahne, Streichkäse

▶ Wer ist besonders gefährdet?

Kuhmilch-Allergiker

▶ Was Sie tun können

Vermeidung von Kuhmilchprodukten je nach Stärke des individuellen Allergiegrades. Besteht keine Kaseinallergie kann ggf. auf Milchprodukte anderer Tierspezies ausgewichen werden (Schaf, Ziege). Bei leichter Sensibilisierung kann gekochte Milch verträglich sein (Erlaubtliste des Arztes heranziehen).

Etwa 2 bis 7 % aller Säuglinge und Kleinkinder leiden an einer Kuhmilch-Allergie; bei den Erwachsenen sind es noch ca. 1,2 %.

Kuhmilch-Allergien bei Säuglingen können sehr bedrohlich sein und zu Asthma, Nesselfieber, Quincke-Ödemen und Magen-Darm-Beschwerden bis hin zu Gedeihstörungen führen. Es muss dann auf die so genannten hypoallergenen Hydrolysate ausgewichen werden. Hier werden die Eiweiße der Kuhmilch durch Enzymeinwirkung in kleinste Bruchstücke aufgespalten, was dann zu einer deutlichen Allergenverminderung führt. Welches Produkt im Einzelfalle ausgewählt wird, kann nur der behandelnde Kinderarzt entscheiden (s. auch Seite 160 f).

Bei einer sehr starken Kuhmilch-Allergie (auch bei Erwachsenen) muss im Einzelfall sogar auf kleinste Spuren von Kuhmilch verzichtet werden. Dies ist problematisch, da Kuhmilch auch in Lebensmitteln

Bei starker Kuhmilch-Allergie muss auf Kuhmilch und -produkte verzichtet werden.

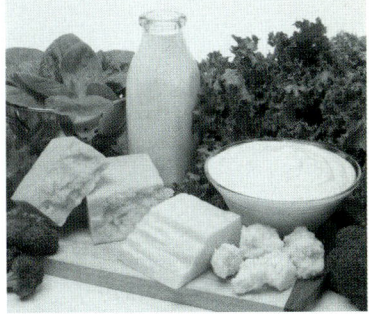

eingesetzt wird, in denen man sie überhaupt nicht vermutet. Sie kommt beispielsweise in Zitrussäften (z. B. hohes C), Wurst, Fertiggemüse usw. vor (s. Kasten).

Bei der Kuhmilch gilt, dass Zutaten in Fertigprodukten mit einem Anteil unter 25 % nicht deklariert sein müssen. Auch frei verkäufliche Produkte (z. B. in der Bäckerei oder beim Metzger auf dem Wochenmarkt) unterliegen keiner Deklarationspflicht.

Gut zu wissen | ## Wo kann Kuhmilch enthalten sein?

- Alle Milcharten und Milcherzeugnisse

- Streich- und Bratfette, Butter, milcheiweißhaltige Margarine

- Brot und Brötchen, Gebäck, Kekse, Zwieback, verschiedene Fertigteigarten, Biskuit, Knäckebrot, Pizzateige, Paniermehl, Fertigmüsli, Fertigkartoffelprodukte.

- Waren mit Schokolade, Weichlakritze, Karamellbonbons, Schokoriegel

- Fischwaren in Marinaden und Soßen

- Fertiggerichte mit Eiern

- Viele Wurstsorten, Würstchen, Bratwurst, Fleischwurst, Leberkäse, gelegentlich gekochter Schinken, panierte Fleischsorten

- Süßspeisen, diverse Puddingsorten, Desserts, Eis, Schokoladenprodukte, Nusscremes, Milchspeisen (Reisbrei, Griesbrei)

- Fertigprodukte, Gemüse in Soßen, Nudelgerichte mit Soßen, Kartoffelprodukte, Pizzagerichte, Fertigsoßen, Kuchen, Paniertes

- Instantgetränke, einige Fruchtsaftgetränke (hohes C!)

Sportler sollten daran denken, dass viele Proteinkonzentrate zum Muskelaufbau auf Kuhmilch und Kasein basieren. Auch bei künstlicher Ernährung (z. B. auf der Intensivstation bei Bewusstlosigkeit) kann eine Kuhmilch-Allergie zum Problem werden.

Gegen welche Bestandteile der Milch ein Patient reagiert, muss von Fall zu Fall entschieden werden, denn daraus ergeben sich praktische Konsequenzen.

Heute sind etwa 25 verschiedene Eiweiße aus der Milch bekannt, gegen alle kann prinzipiell eine Allergie bestehen. Die wichtigsten Allergene der Kuhmilch sind

- Kasein (relativ hitzestabil),
- Beta-Lactoglobulin (relativ hitzestabil),
- Alpha-Lactalbumin (teilweise hitzestabil) und
- Bovin-Serum-Albumin (BSA) (hitzelabil).

Alpha-Lactalbumin und Beta-Lactoglobulin sind kuhmilchspezifisch. Wer nur darauf reagiert, kann auf Milch anderer Tiere ausweichen. Das Bovin-Serum-Albumin (BSA) kommt auch in Ziegen-, Schaf- und Stutenmilch vor.

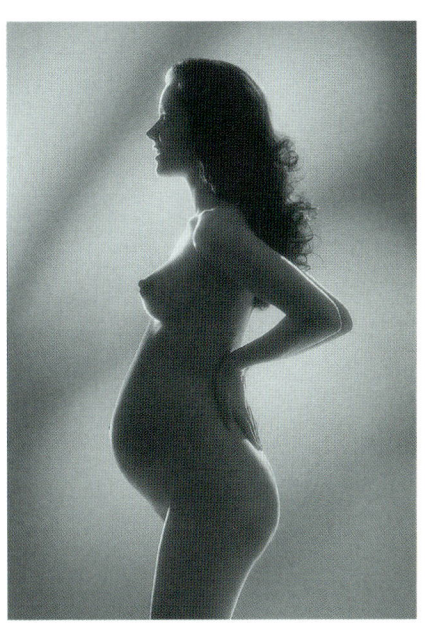

Ein übertriebenes Meiden von Kuhmilchprodukten, die evtl. verträglich sind, sollte jedoch nicht stattfinden, da sie unsere größten Calciumspender sind und Vitamin D und B_2 enthalten; man kann also nicht ohne weiteres auf sie verzichten. Dies gilt insbesondere für ältere Menschen, da dem Knochenschwund (Osteoporose) vorgebeugt werden muss, für Jugendliche im Wachstumsalter, für Schwangere und stillende Mütter (s. Tabelle im Anhang).

In einigen Fällen kann es erforderlich werden, medikamentös zu unterstützen, was mit dem behandelnden Arzt zu besprechen ist. Die Versorgung mit Eiweiß (von Pflanze und Tier) ist bei hochgradiger Kuhmilch-Allergie für Erwachsene in der Regel kein Problem.

Die Versorgung mit Calcium und Vitaminen muss sichergestellt sein, z. B. während einer Schwangerschaft.

Gut zu wissen

Ersatz von Kuhmilch durch Sojamilch?

Da Soja ein potenziell sehr starkes Allergen ist, kann durch den Ersatz von Kuhmilch durch Sojamilch eine Sensibilisierung auftreten; dies ist bei der Ernährung allergiegefährdeter Säuglinge zu beachten. Soja gehört außerdem zu den Hülsenfrüchten, die bekanntermaßen blähen. Bei Erwachsenen muss Soja nicht unbedingt eingesetzt werden.

Butter: Bei fast allen Kuhmilch-Allergikern (Ausnahme 2 %) verträglich. Sie ist sicherer als Margarinen, da diese gelegentlich Zutaten enthalten, die allergische Reaktionen auslösen können. Wird die Butter in Speisen mitgekocht oder gebraten, verliert sie fast immer ihre letzte allergieauslösende Wirkung.

Butterschmalz: Enthält keine Eiweißbestandteile mehr und kann daher zum Braten und Backen eingesetzt werden.

Camembert: Ist bei Schnittkäse-Allergien gelegentlich verträglich.

Dosenmilch: Ist so gut wie nie ein Problem, wenn sie in kleinen Mengen im Kaffee oder Tee getrunken oder ins Essen eingearbeitet wird.

▶ Je mehr Fett ein Milchprodukt enthält, desto niedriger ist sein Eiweißgehalt. Welcher Kuhmilch-Allergiker Dosenmilch, Sahne und Butter verzehren kann, muss im Einzelfall ärztlich geklärt werden.

Frischkäse: Ist oft weniger allergen als frische Kuhmilch, Quark oder Jogurt. Frischkäsezubereitungen können allerdings durch die zugefügten Kräuter oder Gewürzmischungen Allergien auslösen; mit einer Kuhmilch-Allergie hat das nichts zu tun.

H-Milch: Diese Milch kann bei manchen Kuhmilch-Allergikern verträglich sein, insbesondere gilt dies für die 0,3 %ige H-Milch.

Wird diese Milch dann auch noch gekocht, ist sie häufig gar kein Problem mehr; das ist allerdings auch von der verzehrten Menge abhängig.

Jogurt: Er enthält viel Kasein.

Molke, -produkte: Oft weniger allergen als frische Kuhmilch, Quark oder Jogurt – den Arzt fragen!

Kasein: Dieses Eiweiß kommt auch in der Milch von Schafen, Ziegen und Büffeln und den daraus hergestellten Produkten vor; bei einer Allergie gegen Kasein kann also nicht auf diese Nahrungsmittel ausgewichen werden.

Quark: Ist mehr oder weniger ein Kaseinkonzentrat.

Sahne: Ist so gut wie nie ein Problem, wenn sie in kleinen Mengen im Kaffee oder Tee getrunken oder ins Essen eingearbeitet wird.

Schimmelkäse: Bei einigen Schimmelpilz-Allergien (insbesondere gegen die Penicillium-Arten) kann ein Verzicht auf Schimmelkäse erforderlich werden. Auch das hat mit einer Kuhmilch-Allergie nichts zu tun. Schimmelpilz-Allergien können im Hauttest festgestellt werden (s. Seite 38 f).

Schnittkäse: Langgereifte Schnittkäse lösen gelegentlich wegen ihrer biogenen Amine (Histamin) Symptome im Mund- und Rachenbereich aus. Hier handelt es sich nicht um eine allergische Reaktion (s. Seite 129 ff).

Streichkäse: Oft weniger allergen als frische Kuhmilch, Quark oder Jogurt.

Stutenmilch: Vor dem Austausch gegen Kuhmilch ist besonders zu warnen! Pferdeallergiker können allergisch auf Pferdemilch sein, sie kann gefährlich werden. Stutenmilch kann auch niemals Ersatz für Muttermilch sein, da die Nährstoffe nicht ausreichend für das menschliche Kleinkind sind.

Vollmilch: Sie ist besonders allergenreich, wenn sie direkt vom Bauern kommt. Durch Haltbarmachung und Keimbefreiung wird die Kuhmilch weniger allergen.

Mögliche Kreuzallergie: Rindfleisch.

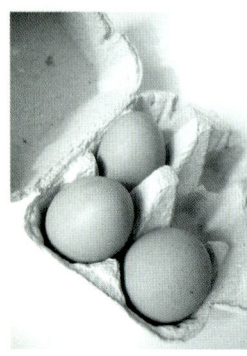

● Hühnereiklar und -gelb

▶**Häufige Allergieauslöser**

Hühnereiklar

▶**Seltene Allergieauslöser**

Hühnereigelb

▶**Wer ist besonders gefährdet?**

Hühnerei-Allergiker, bei Allergien gegen Eier anderer Vogelarten

▶**Was Sie tun können**

Ggf. Eier gänzlich vermeiden. Hart gekocht sind Eier manchmal verträglich. Zutatenliste genau lesen. Speisen selbst herstellen.

Die wichtigsten Hühnereiweiß-Fraktionen sind:

- Ovomucoid (bis über 100 °C hitzestabil),
- Ovalbumin (bis etwa 80 °C hitzestabil),
- Ovotransferrin (hitzelabil),
- Lysozym (hitzelabil)
- Livetine (bis 70 °C hitzestabil, kommt nur im Eigelb vor).

Hühnerei ist ein sehr starkes Allergen!

Besonders häufig sind Hühnereiklar-Allergien, seltener Hühnereigelb-Allergien. Die Unterscheidung kann durch einen Test erfolgen.

In manchen Fällen kann Hühnereigelb verträglich sein. Patienten mit einer leichteren Hühnerei-Allergie vertragen gelegentlich ganze hartgekochte Eier; auch Spuren von Hühnerei, beispielsweise in Nudeln, in geringen Mengen auch in Kuchen, Plätzchen und Gebäck sind oft bekömmlich.

▶Ob eine Allergie gegen Hühnereiklar oder -eigelb besteht, kann durch Allergietests (Hauttest, RAST) überprüft werden.

Bei Hühnerei-Allergien kann durch Kreuzverwandtschaft eine Allergie gegen Eier anderer Vogelarten bestehen.

Hühnerei findet küchentechnisch einen sehr breiten Einsatz (s. Kasten). Auf Verpackungen können folgende Begriffe auf die mögliche Verwendung von Hühnereiern hinweisen: »tierisches Eiweiß«, »Fremdprotein«, »Stabilisator« (evtl. Eierlecithin), »tierische Fette und Öle«, »Lecithin« (Emulgator).

Wie auch bei der Kuhmilch gilt, dass Zutaten in Fertigprodukten mit einem Anteil unter 25 % nicht deklariert sein müssen. Bei Kakaoprodukten darf der Hühnereianteil bis zu 5 % undeklariert sein. Nicht alle „eifreien Nudeln" sind hühnereifrei, jedoch Vollkornnudeln und italienische Hartweizennudeln.

Wo können Hühnereier enthalten sein?

Gut zu wissen

- Eierspeisen (Crêpe, Pfannkuchen, Omelett, Rühreier u.a.)
- Brot und Backwaren, Kekse, Kuchen, Paniermehl, Backmischungen, Zwieback, Biskuit, Müsli, Teigwaren
- Fertigkartoffelzubereitungen
- Soßen, Marinaden, Mayonnaisen, Dessertsoßen
- Milchprodukte wie Milchpulver, Jogurtzubereitungen, Cremes, Eiscremes, Kakaogetränke
- Paniertes Fleisch, Frikadellen, Tartar, Hamburger, Buletten, Fleischsalate, Sülzen, Cornedbeef, verschiedene Wurstsorten, Bratwurst, Pasteten
- Panierte Fische, Fischfertiggerichte, Fischpasteten, Fischsalat
- Margarine mit Eigelb

Eifreie Margarine ist z. B. Becel Diät dotterfrei.

- Manche Fruchtsäfte, Instantgetränke, Ovomaltine, Kakaogetränke, Alkoholika (Eierlikör, Cremelikör). Klärung von Wein und Campari durch Hühnereiklar ist möglich
- Schokolade, Nugat, Pralinen, Milchpulver, Schaumzuckerwaren, manche Lakritzarten, Kekse, Müsliriegel, Puddingpulver
- Fertiggerichte: Suppen, Soßen, Suppenkonserven, Würzsoßen, Pasten, Brühwürfel, gekörnte Brühe, Salatdressing, Feinkostsalate, Meerrettichsoßen, Mayonnaise

Eine der häufigen erwünschten Eigenschaften ist die Bindefähigkeit des Hühnereis, die ersetzt werden kann durch Mehlschwitzen, Stärkemehle (Mais-, Kartoffel- und Weizenstärke), Buchweizen (nicht bei Naturlatex-Allergie), Reismehl, Guarkernmehl, Agar Agar, Johannisbrotkernmehl, Sojacreme (nicht bei Sojaallergie).

Eigelbersatz: Verschiedene Hersteller bieten Eiersatz an, z. B. auf der Basis von Soja oder Johannisbrotkernmehl (Reformhaus). Dieser Eigelbersatz ist ein minderwertiges Produkt, auf das man möglichst verzichten sollte. Der Gehalt von Soja kann bei Sojaallergikern zu Probleme führen.

Bei fischmehlgefütterten Hühnern (Norddeutschland) kann das Ei Spuren von Fisch enthalten.

Hühnereigelb: Wird auch als Bindemittel für Wurst und als Färbemittel in Eiernudeln eingesetzt.

Hühnereiklar: Wird manchen Apéritifen (Campari) zugesetzt, ebenso Rotweinen, da es Schwebstoffe entfernt. Es kann auch als Lack für Brötchen, Kuchen und Gebäck Anwendung finden.

Impfstoffe: Manche Impfstoffe werden auf Hühnerembryonen gezogen und können bei Eiallergikern Probleme machen (s. auch Seite 149 f).

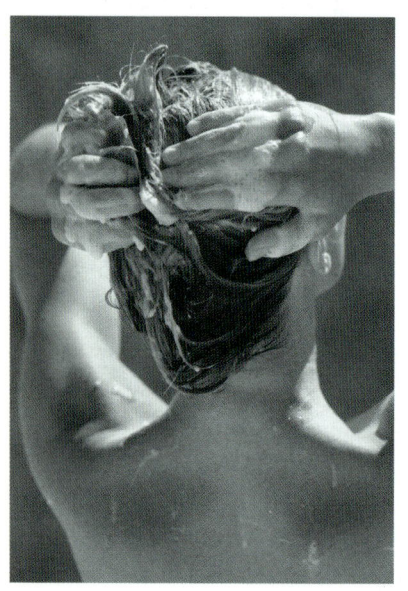

Körperpflegeprodukte: Enthalten gelegentlich Hühnerei (z. B. Ei-Shampoo).

Lecithine: Lecithine von Hühnereiern sind in der Regel ohne wesentliche allergologische Bedeutung.

Medikamente: Hühnerei findet auch Einsatz in Medikamenten (Hühnereilysozym, z. B. in Halslutschtabletten/Frubienzym®) und in äußerlich anzuwendenden alternativen Rheumamitteln.

Soleier: Sie sind gelegentlich durch die lange Lagerung in Essig und durch die folgende Veränderung des Eiweißes (Denaturierung) verträglich.

Achtung! Ei-Shampoo enthält Hühnerei.

Mögliche Kreuzallergien

Patienten mit Hühnerei-Allergie können auch gegen Geflügelfleisch allergisch reagieren.

Bei Patienten, die aufgrund einer Hühnerei-Allergie mit Asthma reagieren, ist zu überprüfen, ob auch eine Allergie gegen Vogelfedern besteht. Diese Patienten müssen unbedingt auf Kanarienvögel, Wellensittiche und insbesondere auf Papageien als Haustiere verzichten. Auch Hühner-, Enten- und Gänsefedern müssen gemieden werden; eine vogelfedernfreie Bettausstattung ist wichtig.

● Fleisch, Wild und Geflügel

▶ Mögliche Allergieauslöser

Rindfleisch, Schweinefleisch, Hühnerfleisch

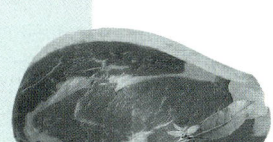

▶ Seltene Allergieauslöser

Putenfleisch, Entenfleisch, Gänsefleisch, Taube, Wild (Hirsch, Kaninchen, Wildschwein, Reh), Innereien von Fleisch und Geflügel

▶ Wer ist besonders gefährdet?

Fleischallergiker, Hühnerei-Allergiker. Kreuzreaktion zwischen Kuhmilch und Rindfleisch möglich

▶ Was Sie tun können

Fleisch und Geflügel kochen, backen, braten. Vermeiden von Rohwürsten und rohem Schinken. Vermeiden von Fleisch- und Geflügelextrakten (Brühen, Soßen, Suppen)

Allergien gegen Rindfleisch, Kalbfleisch und Schweinefleisch sind wesentlich seltener als vermutet, wobei Rindfleisch-Allergien häufiger vorkommen als Schweinefleisch-Allergien, insbesondere bei Kuhmilch-Allergikern (Kreuzverwandtschaft).

Fleischallergien sind selten.

Viele Patienten bevorzugen eine vegetarische Ernährung auf dem Boden einer ovo-lakto-vegetabilen Kost. Auf Fleisch wird verzichtet, Eier und Milch bereichern den Speisezettel. Bei Erwachsenen spricht in der Regel nichts dagegen, zu beachten ist aber, dass Fleisch Eisenspender ist und dann für einen entsprechenden Ersatz gesorgt werden muss.

Fleisch- und Geflügelextrakte: Ungünstig bei Fleischallergien ist die Anwendung von Fleisch und Geflügel als Extrakte. Sie sind besonders allergenreich, denn es handelt sich hier um Konzentrate. Die selbst hergestellte Fleischbrühe ist dagegen in den meisten Fällen verträglich und kann als Grundlage für Soßen und Suppen sowie Fonds eingesetzt werden (s. Kochtipps, Seite 174).

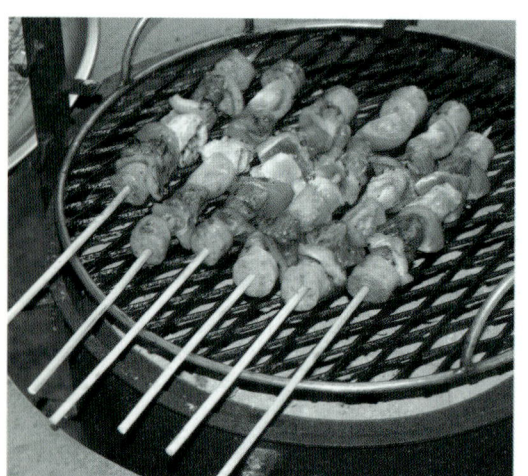

Garen: Rind-, Kalb- und Schweinefleisch verliert in vielen Fällen durch Kochen, Backen oder Braten seine allergene Bedeutung. Daher ist es auch bei positivem Hauttest, die mit rohen Fleischarten durchgeführt werden, oft verträglich.

Geflügel: Hier kommen Allergien vor, insbesondere gegen Hühnerfleisch. Gelegentlich werden sie bei Hühnerei-Allergikern zum Problem (Kreuzverwandtschaft).

Innereien: Im Einzelfall sind sie hochallergen, auch in gekochter Form. Dies betrifft hauptsächlich Schweinenieren und -leber (z. B. Leberwurst, -pasteten und französische Terrinen).

Gegartes Fleisch, wie hier vom Grill, verliert meist seine Allergenität.

Pferdefleisch: Allergien kommen vor, meist in Kombination mit einer Stutenmilch-Allergie (Kreuzallergie).

Straußenfleisch: Bislang sind keine Allergien bekannt.

Wild: Allergien gegen z. B. Hirsch- und Rehfleisch, Kaninchen, Lamm und Wildschwein sind äußerst selten. Sie sind oft gute Alternativen für Schweine- und Rindfleisch-Allergiker, wenn diese das Fleisch auch in der gekochten Form nicht vertragen.

● Wurst und Schinken

▶ **Mögliche Allergieauslöser**

Rohwurst, roher Schinken

▶ **Seltene Allergieauslöser**

Kochwurst, gekochter Schinken

▶ **Wer ist besonders gefährdet?**

Fleischallergiker, Gewürzallergiker (Zutaten!)

▶ **Was Sie tun können**

Kochwurst und gekochten Schinken bevorzugen, auf Zutatenliste achten, nur abgepackte Ware kaufen (Zutatenliste!)

Rohwurst kann bei Rind- und Schweinefleisch-Allergikern ein Problem sein, in seltenen Fällen auch Geflügelwurst. Allergien durch Wurst sind in der Regel wesentlich häufiger durch die Zutaten hervorgerufen als durch die Fleischgrundlage.

Fleischallergien sind selten!

Fleischallergiker müssen zwischen Roh- und Kochwurst, rohem und gekochtem Schinken unterscheiden. In Deutschland gibt es weit über 150 Wurstsorten neben vielfältigen ausländischen Produkten. Die Tabelle auf Seite 106 nennt die gängigsten Wurstsorten.

Gelatine: Bei einer Allergie gegen die entsprechende Tierspezies kann Gelatine, z. B. aus Schweineknochen, ein seltenes Problem werden.

Geräuchertes: Ist meist unproblematisch. Häufig werden jedoch Gewürze zugefügt (z. B. Wacholder), was bei entsprechender Disposition zu Beschwerden führen kann.

Pökelsalze, Umrötungsmittel: Diese werden der Wurst und auch dem Fleisch zugesetzt, um die Farbe zu stabilisieren und das Produkt haltbarer zu machen. Allergien lösen sie nicht aus, können aber aus nichtallergologischen Gründen zu Unverträglichkeiten führen, z. B. zu Magenproblemen (Pökelsalz).

● Tab. 10: Die gängigsten Wurstsorten.

Rohwürste	Kochwürste	Brühwürste
Cervelatwurst	Blutwurst	Bierschinken
Debrecziner	Filetwurst	Bockwurst
Katenrauchwurst	Leberwürste, -pasteten	Bratwürste
Krainer Würste	Schinkenrotwurst	Cabanossi
Krakauer, roh	Schwartenmagen	Fleischkäse
Landjäger	Presssack	Fleischwurst
Mettwurst	Thüringer Rotwurst	Gelbwurst
Rohwürste		Brühwürste
Plockwurst		Mortadella
Salami		Münchner Weißwurst
Teewurst		Wiener/Frankfurter
		Zungenwurst

Sorbinsäure: Dieses klassische Konservierungsmittel kommt nur in den wenigsten Würsten vor (Ausland).

Zutaten: Bei einigen Gewürzallergikern kann es durch Füllstoffe und Quellmittel zu Problemen kommen. Auch an Klebemitteln der Wurst, die aus Soja, Hühnerei oder Blutbestandteilen des Tieres bestehen, an Körner (z. B. Senfkörner) oder Pflanzensamen (z. B. Pistazien in der Mortadella) ist zu denken. Auch auf Kuhmilch ist zu achten (s. Lebensmittel-Zusatzstoffe, Seite 118).

Wurst und Schinken können auch selbst hergestellt werden.

Aufgrund der Vielzahl der Zutaten haben manche Allergiker wegen der nicht deklarierten Inhaltsstoffe Probleme beim Verzehr von nicht abgepackter Wurst. Bei abgepackter Wurst besteht zumindest die Möglichkeit, die Zutatenliste zu studieren.

▶Befragen Sie im Zweifelsfall immer den Metzger nach den Bestandteilen der Wurst, sofern er sie selbst herstellt.

● **Fisch**

▶ **Häufige Allergieauslöser**

Salzwasserfische

▶ **Seltene Allergieauslöser**

Süßwasserfische, z. B. Aal, Forelle

▶ **Wer ist besonders gefährdet?**

Fischallergiker

▶ **Was Sie tun können**

Bei Allergie Salzwasserfische meiden. Frische Süßwasserfische verwenden

Fische sind starke Allergene!

Allergien durch Salzwasserfische sind häufiger als durch Süßwasserfische. Sie können schon durch den Geruch oder den Verzehr von kleinsten Mengen sehr schwere allergische Reaktionen auslösen. Viele Patienten, die nur auf Salzwasserfische reagieren, können auf Süßwasserfische zurückgreifen. Die Forelle ist oft gut verträglich.

Fischölkapseln sind bei Fischallergikern zu vermeiden (Restproteine).

Geräucherter Fisch: Hier führen oft die Gewürzmischungen (insbesondere Pfeffer und Wacholder) zu krankhaften Reaktionen, nicht der Fisch selbst.

Fischkonserven: Diese sind oft konserviert, ebenso offene Fischzubereitungen aus der Kühltheke. Bei unverpackten Waren sollte man nachfragen, bei Konserven die Zutatenliste studieren. Reaktionen durch Konservierungsstoffe sind in der Regel nicht bedrohlich; schwere Reaktionen sind immer auf die Fischallergie selbst zurückzuführen.

Auch Thunfisch aus Dosen kann zu Beschwerden führen. Hier liegt aber in der Regel keine Allergie, sondern eine Intoleranz vor, bei der keine Antikörper gebildet werden. Länger gelagerter Thunfisch enthält größere Mengen Histamin, was bei empfindlichen Menschen zu Symptomen führen kann. Sie sind ungefährlich und klingen schnell wieder ab (s. auch S 129 f). Meistens handelt es sich um Thunfisch in einem Salat.

Allergien durch frischen Thunfisch sind sehr selten.

● Schalentiere und andere Meeresfrüchte

> **▶ Häufige Allergieauslöser**
>
> Krabben, Scampi u. a. Schalentiere
>
> **▶ Seltene Allergieauslöser**
>
> Tintenfisch
>
> **▶ Wer ist besonders gefährdet?**
>
> Schalentier-Allergiker
>
> **▶ Was Sie tun können**
>
> Alle Schalentiere meiden

Schalentiere sind starke Allergene!

Schalentier- und Meeresfrucht-Allergien haben nichts mit einer Fischallergie zu tun, da es sich um eine andere Tierfamilie handelt. Allerdings kann in Einzelfällen eine Fischallergie mit einer Schalentier- oder Meeresfrucht-Allergie einhergehen.

Muscheln: Allergien sind möglich, die meisten Reaktionen werden aber nicht durch Allergene, sondern durch schlechte Muscheln hervorgerufen.

Scampi, Krabben u. a. verwandte Schalentiere: Allergien können sehr bedrohlich werden. Oft tritt die Allergie nicht gegenüber allen Schalentieren auf; sicherheitshalber sollte aber bei Allergie gegen eine Art auf alle Produkte verzichtet werden.

Gut zu wissen

Kreuzallergien zwischen Schalentieren, Weichtieren und Hausstaubmilben

Allergiker, die auf Hausstaubmilben reagieren, können, wenngleich selten, aufgrund einer Kreuzreaktion auf Schalentiere (Krebse, Krabben, Shrimps, Garnelen, Langusten) sowie auf Weichtiere (Muscheln, Schnecken, Austern) allergisch reagieren. Hier sind ganz bestimmte Muskelproteine verantwortlich, die in Hausstaubmilben sowie in den erwähnten Nahrungsmitteln vorkommen. Überwiegend sind diese Allergene hitzestabil.

● Säfte und Softdrinks

> ▶ **Häufige Allergieauslöser**
>
> Säfte aus Stein- und Kernobst, Multivitaminsäfte, Gemüsesäfte (Sellerie!)
>
> ▶ **Seltene Allergieauslöser**
>
> Säfte aus Beerenfrüchten
>
> ▶ **Wer ist besonders gefährdet?**
>
> Baumpollen-Allergiker (Multivitaminsäfte!), Obstallergiker, Sellerieallergiker (Gemüsesäfte!), Chininallergiker (Tonicwater); bei Intoleranz auf Farb-, Konservierungs- und Zuckerersatzstoffe
>
> ▶ **Was Sie tun können**
>
> Ausweichen auf Säfte aus Beeren, Säfte aus gekochtem Obst selbst herstellen.

Coca-Cola: Kann durch seine Koffeinwirkung Unverträglichkeitsreaktionen, jedoch nur selten allergische Reaktionen auslösen. Cola »light« kann in größeren Mengen zu Durchfall führen; Ursache sind die Zuckerersatzstoffe. Auch das hat mit einer Allergie nichts zu tun.

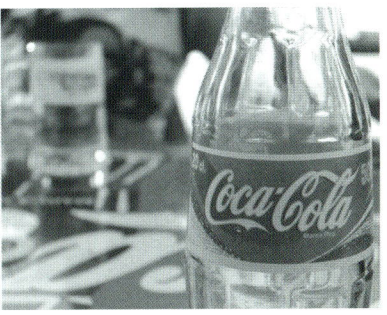

Cola löst selten allergische Reaktionen aus.

Fruchtsäfte: Während Säfte aus Beerenfrüchten selten allergische Reaktionen auslösen, können alle anderen Fruchtsäfte durchaus krank machen.

Gemüsesäfte: Diese sind ein Problem, da sie in der Regel aus Mischungen bestehen. Hier ist besonders der Selleriesaft zu erwähnen. Allergien gegen rohe Karotten sind häufig, gegen gekochte Karotten selten.

Multivitaminsäfte: Allergiker sollten lediglich Säfte aus einer Frucht trinken. Multivitaminsäfte enthalten unter anderem häufig Kiwi, Mango, Maracuja, Zitrusfrüchte und Apfel und sind daher nicht empfehlenswert, insbesondere nicht bei Baumpollen- und Obstallergikern.

Tonicwater: Enthält Chinin und kann bei Chininallergikern allergische Reaktionen hervorrufen. Allergien auf Chinin sind jedoch selten.

Zusatzstoffe: Billige Säfte (Ausland) können Zusätze wie Farbstoffe oder Konservierungsmittel enthalten.

● Kaffee und Tee

▶Kaffee und reiner schwarzer Tee sind keine Allergene.

Wenn manche Patienten auf Kaffee oder Tee mit Unruhe oder Herzklopfen reagieren, so ist das auf die Drogenwirkung von Tein oder Koffein zurückzuführen, was keine Krankheit wäre.

Allergiker sollten statt aromatisiertem Tee lieber schwarzen Tee trinken.

Kräutertees: Für viele Allergiker können sie problematisch werden, wenn eine entsprechende Sensibilisierung besteht (Kamillentee, aber auch Pfefferminz-, Melissen-, Salbei- oder Brennnesseltee). Je nach individueller Sensibilisierung müssen diese Tees vermieden werden. Kräuterpollen-Allergiker sind besonders häufig betroffen, sie sollten Kräutertees vermeiden. Ausgenommen sind Rooibostee und Hagebuttentee.

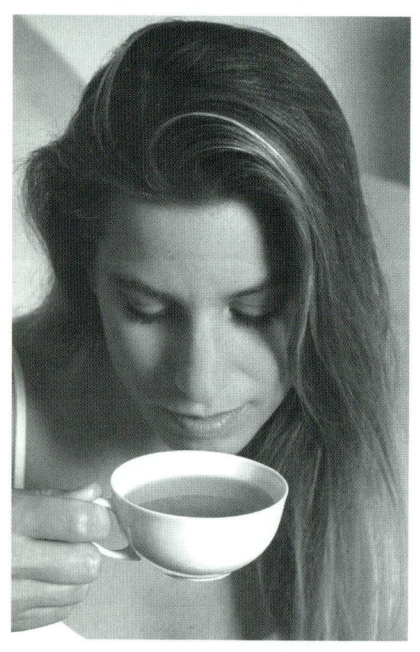

Aromatisierte Tees: Aromatisierte Tees können vielfältigste potenzielle Allergene enthalten (s. nebenstehende Tabelle). Werden Teeblüten (Pollen!) getrunken, z. B. Orangenblüten-, Jasminblüten- oder Apfelblütentee, muss mancher Patient mit einer allergischen Reaktion rechnen. Mitunter sind es auch Aromastoffe, die im Einzelnen oft nicht deklariert sind. Pollenallergiker sind häufiger betroffen, aber nicht ausschließlich.

Auch unerwartete Zutaten in Kräutertees und aromatisierten Tees müssen entsprechend der Zutaten berücksichtigt werden (z. B. Honigtee, Zitronen- und Mandelaroma, Nelken).

● **Tab. 11: Zutaten für aromatisierte Schwarztees (Beispiele).**

Natürliche Aromastoffe und ätherische Öle	z. B. Bergamottöl, Zimtöl Zitronenöl, Orangenöl
Früchte, Nüsse, Samen	z. B. Kiwi, Mango, Aprikose, Orangen, Krokant, Maracuja, Apfel, Pflaume, Honig, Sesam, Mandel
Blüten (Pollen)	z. B. Holunder, Ringelblume, Hibiskus, Jasmin, Nelken, Malven, Sonnenblume
Blätter	z. B. Erdbeere, Himbeere, Johannisbeere, Brombeere

● **Alkoholika**

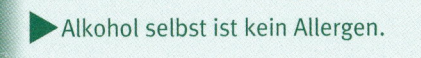

▶Alkohol selbst ist kein Allergen.

Da reiner Alkohol kein Allergen darstellt, werden klare Schnäpse (aus Zuckerrohr, Kartoffelstärke) von manchen Patienten gut vertragen.

Alkoholische Getränke jedoch können generell allergische Reaktionen verstärken, da sie eine vermehrte Durchblutung der Magenschleimhaut bewirken, was zu einer schnelleren Aufnahme von Nahrungsmittel-Allergenen führt.

Alkoholische Getränke gibt es in sehr großer Zahl in unterschiedlichsten Variationen.

▶Alkohol kann generell allergische Reaktionen *verstärken*, deshalb sollten insbesondere Nahrungsmittel-Allergiker auf alkoholische Getränke (z. B. Wein) zu den Mahlzeiten verzichten.

Apéritife, Liköre: Sie enthalten häufig Fruchtauszüge (auch Aromen), Gewürze, auch Honig, Nussextrakte, Myrrhe, Pfefferminz, Zimt, Ingwer, Salbei, Anis u.a. Eine Vermeidung bei Allergie gegen die entsprechende Spenderfrucht ist empfehlenswert.

Bier: Bier kann bei Allergien gegen Hopfen, Bierhefe, Weizen oder Malz allergologische Bedeutung gewinnen.

Kräuterschnäpse: Schnäpse zur Verdauung können mit zahlreichen Kräutern versehen sein, hier reagieren meist Pollenallergiker, die dann am besten auf alle Kräuterschnäpse verzichten sollten, da der Alkohol die Gewürzallergie verstärkt.

Wein (Rotwein, Weißwein): Sehr viele Allergiekranke, auch Asthmatiker, Patienten mit Urtikaria und Quincke-Ödemen vertragen keinen Wein. Weine enthalten natürlicherweise verschiedenste biogene Amine (insbesondere Histamin, s. auch Seite 129). Je nach Menge und Gehalt an biogenen Aminen kann es zu Symptomen der Haut und der Atemwege kommen, meist in Form von Schnupfen, Husten, Atemnot oder Urtikaria.

Auch die Schwefelung des Weines durch den Einsatz von Sulfit kann dosisabhängige Beschwerden auslösen. Je süßer der Wein, umso mehr Schwefel darf nach dem Lebensmittelrecht zugesetzt werden. Es besteht keine Deklarationspflicht (s. Lebensmittel-Zusatzstoffe, Seite 118).

In seltenen Fällen kann auch eine Schimmelpilz-Allergie ursächlich sein (Schimmel am Korken) – es gibt keinen Weinkeller ohne Schimmel. Der häufigste dieser Schimmel ist *Botrytis*, es können aber auch *Fusarium*- und *Rhizopus*-Arten sein.

In seltenen Fällen können auch Hühnerei-Allergiker auf Rotwein reagieren, wenn die Schwebstoffe durch eine Klärung mit Hühnereiklar entfernt wurden.

Enzympräparate: Zur Herstellung verschiedenster alkoholischer Getränke, insbesondere Bier (Ausland), aber auch bei Säften, werden manchmal Enzyme eingesetzt, die häufig aber wieder entfernt werden. Für die Herstellung von Bier sind sie bei uns nicht zulässig. Diese »technischen Enzyme« können evtl. als Reste im Endprodukt verbleiben, was allerdings sehr selten zu allergischen Symptomen führen kann. Es besteht keine Deklarationspflicht (s. Enzyme, Seite 114).

Färbemittel: Auch Färbemittel natürlichen Ursprungs können bei bestimmten Produkten eine allergologische Bedeutung entfalten. Beispielsweise wird dem Campari der rote Farbstoff der Schildlaus *Coccus cactus* zugefügt (ein echtes Allergen). Er kann auch in Ketchup und Lippenstift zugesetzt werden. Es besteht keine Deklarationspflicht.

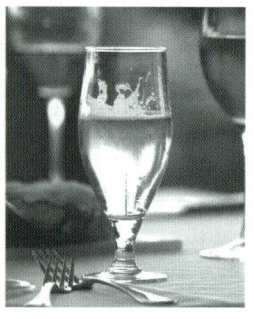

»Technische Enzyme«, z. B. in ausländischem Bier, führen selten zu allergischen Symptomen.

● **Süßigkeiten**

▶**Was Sie tun können**

Im Zweifelsfalle muss die Zutatenliste studiert werden, ggf. muss die Auswahl nach einer Erlaubtliste des Arztes erfolgen.

Viele Süßigkeiten können jedoch relativ leicht selbst hergestellt werden (s. auch Seite 181).

Unüberschaubar ist das Repertoire der Bestandteile von Süßigkeiten, Kuchen, Gebäck, Bonbons, Eiscremes, Mousse, Mohrenköpfen, Schokoladenriegel, Lakritze, Gummibärchen, Kaugummi u. v. a. Da die Zusammensetzung dieser und anderer Produkte häufig verändert wird und die Deklarationspflicht oft unzureichend ist, bleibt mitunter nur der generelle Verzicht auf bestimmte Produkte bzw. bestimmte Allergene in diesen Produkten.

Die meisten allergischen Reaktionen durch Süßigkeiten werden durch echte Allergene verursacht (Nüsse, Pflanzensamen wie Sesam, Sonnenblumen, Mohn, Honig, Gewürzen – z. B. in Weihnachtsgebäck).

Natürliche Farbstoffe können potenziell Allergien auslösen, naturidentische Stoffe können potenziell so genannte pseudoallergische Reaktionen auslösen (s. Lebensmittel-Zusatzstoffe, Seite 118).

Gelatine: Manche Süßigkeiten, z. B. Gummibärchen, enthalten Gelatine. Sie ist tierischer Herkunft, hat aber sehr selten Allergencharakter.

Bestehen verschiedenste Sensibilisierungen durch Zutaten unterschiedlicher Herkunft, so kann es empfehlenswert sein, Süßigkeiten selbst herzustellen, insbesondere für Kinder mit Nahrungsmittel-Allergien (s. Kochtipps, Seite 181).

Bei unverpackter Ware, z. B. aus dem Kaufladen, besteht keine Deklarationspflicht.

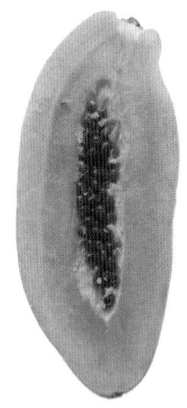

Die Papayafrucht enthält das Enzym Papain.

Allergien durch Enzyme

In jüngster Zeit mehren sich Mitteilungen über schwere allergische Reaktionen durch Enzyme verschiedener Früchte.

Enzyme sind Eiweißstoffe, die nicht selten hohe allergene Potenzen haben. Man findet sie natürlicherweise in verschiedenen Früchten, z. B. in der Papaya (Papain), der Ananas (Bromelain), in Feigen und Melonen, aber auch in einigen Gemüsen (Bohnensorten, Weizensaat, Flaschenkürbis). Sie bauen pflanzliches und tierisches Eiweiß ab und werden bei starkem Erhitzen meist zerstört.

Bei der Produktion von Nahrungsmitteln werden häufig Enzyme eingesetzt, z. B. bei Fruchtsäften, Fruchtzubereitungen, alkoholischen Getränken, zur Frischhaltung sowie bei der Herstellung von Backwaren. Sie stammen aus Bakterien, Schimmelpilzen, Früchten und Gemüsen. Leider sind sie nicht deklarationspflichtig.

Auch in Medikamenten werden Enzyme verwendet, z. B. in Wobenzym®, Phlogenzym®, Enzym-Wied®. Diese Medikamente werden u. a. eingesetzt bei Venenentzündungen, Thrombosen, Schwellungen nach Insektenstichen, Entzündungen im Mund- oder Nasennebenhöhlenbereich und als Verdauungshilfe. In Medikamenten besteht im Gegensatz zu den Nahrungsmitteln Deklarationspflicht.

Insbesondere bei Patienten mit Pollenallergie und Pollen-assoziierten Nahrungsmittel-Allergien (s. Seite 66 f) kann es durch die Enzyme zu schweren allergischen Reaktionen kommen: Nesselfieber, Quincke-Ödeme, Magen-Darm-Symptome, Asthmaanfälle, sogar anaphylaktischer Schock. Besteht eine Sensibilisierung gegen eines oder beide der genannten Enzyme, kann auch der Verzehr der entsprechenden Spenderfrucht Symptome auslösen.

Infolge einer Kreuzreaktion durch gleichartige Allergenbestandteile kann es auch zu allergischen Reaktionen durch Naturlatex und/oder Ficus-benjamini-Pflanzen (s. Seite 142) kommen.

Gentechnisch veränderte Nahrungsmittel

Seit den 70er Jahren wird die Gentechnik zur Veränderung und Kultivierung von Lebensmitteln eingesetzt, in der Industrie ist sie für die Medikamentenherstellung (z. B. Insulin) aber schon lange im Einsatz. Die Gentechnik ermöglicht es, die Erbsubstanz von einem Lebewesen und/oder einer Pflanze auf ein anderes Lebewesen und/oder eine Pflanze zu übertragen, z. B. bestimmte Eigenschaften von einer Pflanze auf eine andere.

In jüngster Zeit ist eine Deklarationspflicht Gesetz geworden, die es dem Verbraucher ermöglicht, seine Entscheidung über das Für oder Wider zu treffen.

Die Gentechnologie ist insbesondere für die Ernährung der dritten Welt bedeutsam, speziell dort, wo die klimatischen Bedingen für das Wachstum bestimmter Nahrungsmittel ungünstig sind.

▶ Bei der Herstellung bestimmter Nahrungsmittel, wie etwa Wein, Bier, Käse, Brot u. a. werden gentechnisch veränderte Mikroorganismen (z. B. Bakterien und Hefepilze) eingesetzt.

Mit dem Übertragen von Genen von einem Nahrungsmittel auf ein anderes können rein theoretisch auch allergene Eigenschaften übertragen werden. Man weiß bei vielen Nahrungsmitteln, welches die Hauptallergene sind, und kann vor der Freigabe prüfen, ob Risiken für Allergiker bestehen.

Umgekehrt ist es heute aber auch möglich, ein Nahrungsmittel herzustellen, dem die Hauptallergene fehlen. Dies wird in Japan praktiziert: Man baut für die dort sehr häufigen Reisallergiker einen so genannten »hypoallergenen Reis« an, der für die meisten Patienten verträglich ist.

Die Gentechnologie kann also auch für Allergiker positive Aspekte haben.

Es gibt keinerlei Beweise dafür, dass die schon seit langem gentechnisch veränderte Sojabohne, z. B. in USA, das Sojaallergen wesentlich verändert hat. Sojaallergiker werden also die alte wie auch die neue Sojabohne in gleichem Maße nicht vertragen.

Schimmelpilze auf und in Nahrungsmitteln

Schimmelpilze sind im Ökosystem unverzichtbar und naturgegeben. Die Verbreitung erfolgt überwiegend durch Sporen über die Luft. Bei Allergikern kommt es daher in der Regel zu allergischen Atemwegserkrankungen (Husten, Schnupfen, Asthma).

Es wird geschätzt, dass etwa 12 % der Allergiker gegen die eine oder andere Schimmelpilzart allergisch sind. Es handelt sich hier grundsätzlich *nicht um eine Infektion* der Atemwege.

> ▶Schimmel ist in und auf Nahrungsmitteln ein Zeichen für verdorbene Ware, die grundsätzlich nicht verzehrt werden sollte – auch nicht von Gesunden! Es genügt nicht den Schimmel nur aus dem Nahrungsmittel herauszuschneiden! Dies gilt für alle schimmelanfälligen Nahrungsmittel wie Brot, Obst, Gemüse u. a.

Die nachfolgende Tabelle zeigt eine Auswahl derjenigen Schimmelpilze, die im Zusammenhang mit Nahrungsmitteln bedeutsam sein können.

● **Tab. 12: Schimmelpilzkontamination von Nahrungsmitteln.**

Relevante Schimmelpilze

Alternaria, Aspergillus-Arten, Botrytis-Arten, Cladosporium, Fusarium, Mucor-Arten, Penicillium-Arten, Rhizopus

Nahrungsmittel

Brot, Brötchen, Kuchen und Gebäck; Fette; Flaschenkorken (Wein); frische Früchte; frisches Gemüse; Getreidekörner; Halbfertigbackwaren; Marmeladen, Honig; Milch und Milchprodukte; Nüsse; Obst; Sahne; Samen; Süßwaren; Teeblätter; Wurstwaren

Es gibt aber auch Nahrungsmittel, denen zur Herstellung schon bestimmte Schimmelpilze zugesetzt werden (z. B. Blauschimmelkäse), diese lösen äußerst selten allergische Reaktionen aus. Schimmelpilzenzyme und deren Einsatz in der Lebensmittelindustrie wurden bereits besprochen (s. Seite 114).

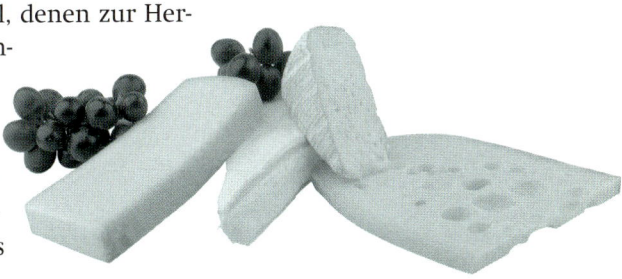

Eine »allgemeine« Schimmelpilz-Allergie gibt es nicht. Ein Allergiker ist meist nur gegen einige Schimmelpilze allergisch, ein anderer Patient wiederum gegen andere Schimmelpilze.

Fast alle Käse enthalten Schimmel, da dies für die Käseherstellung unverzichtbar ist.

Candida-Pilze im Darm

Gut zu wissen

Candida ist ein Hefepilz, der sich in fast jeder menschlichen Stuhlprobe feststellen lässt. Er begünstigt in keiner Weise das Entstehen allergischer Erkrankungen. Es wäre auch nicht verständlich, warum durch eine Candida-Besiedelung des Darmes ein Heuschnupfen ausgelöst werden sollte.

Nur bei wirklich kranken Menschen (Krebs, schwere Infektionskrankheiten) kann durch die Schwächung des Immunsystems eine Candida-Invasion in den Organismus erfolgen. Dies führt zu einer schweren Infektionskrankheit.

Nur dann, wenn Candida in höchsten Quantitäten gefunden wird, kann eine vorübergehende Antibiotika-Therapie ggf. notwendig werden, was grundsätzlich mit einem Arzt besprochen werden muss. Nur die Candida-Infektion, nicht die Candida-Besiedelung des Darmes ist behandlungsbedürftig.

Lebensmittel-Zusatzstoffe

Für den größten Teil der Lebensmittel-Zusatzstoffe gibt es keinerlei Hinweise, dass sie im allergologischen Sinne krank machen.

Lebensmittel-Zusatzstoffe werden in der Bevölkerung hinsichtlich der klinischen Bedeutung erheblich überschätzt, dürfen jedoch nicht ignoriert werden. Die Gründe sind oft mentaler Natur, da »chemische Stoffe« häufig mit Stichworten wie »Vergiftung«, »Rückstände« u. a. verbunden werden und deshalb negativ besetzt sind. Die Medien sind gleichermaßen verantwortlich für diese Fehleinschätzung. Bezogen auf die Gesamtbevölkerung schätzt man, dass nur 0,6 bis 0,8 % der Bevölkerung Probleme mit Lebensmittel-Zusatzstoffen in den hier erwähnten Zusammenhängen haben.

Es gibt mittlerweile weit über 300 Lebensmittel-Zusatzstoffe, die mit E-Nummern gekennzeichnet sind. Dies bedeutet nicht, dass es sich hier ausschließlich um chemische Substanzen handelt, und auch nicht, dass sie alle krank machen.

Die Zulassungsbestimmungen nach dem Lebensmittelrecht gelten für die gesamte Europäische Union (EU). Vor der Zulassung müssen Lebensmittel-Zusatzstoffe auf eine mögliche Giftwirkung bzw. mögliche krebserregende Wirkung bei langjährigem Konsum untersucht werden. Sie werden nur zugelassen, wenn ein gesundheitliches Risiko ausgeschlossen ist, wenn sie technologisch sinnvoll und erforderlich sind und den Verbraucher nicht über die Beschaffenheit eines Lebensmittels täuschen.

Gut zu wissen

Eigenschaften und Einsatzgebiete der Lebensmittel-Zusatzstoffe

Antioxidationsmittel, Backtriebmittel, Emulgatoren, Farbstabilisatoren, Farbstoffe, Festigungsmittel, Feuchthaltemittel, Geliermittel, Geschmacksverstärker, Komplexbildner, Konservierungsmittel, Mehlbehandlungsmittel, Mineralstoffe, Phosphate, Säuerungsmittel, Säureregulatoren, Schaummittel, Schaumverhüter, Schmelzsalze, Schutzgase, Stabilisatoren, Süßungsmittel, Träger- und Füllstoffe, Treibgase, Überzugsmittel, Verdickungsmittel und Vitaminabkömmlinge.

● Reaktionen auf Lebensmittel-Zusatzstoffe

Viele der genannten Lebensmittel-Zusatzstoffe bestehen aus sehr kleinen Molekülen, die nach wissenschaftlichen Untersuchungen bislang weder allergische noch pseudoallergische Reaktionen ausgelöst haben. Dies gilt beispielsweise für Backtriebmittel, Schmelzsalze, Phosphate, Feuchthaltemittel u. a.

Ein nur recht kleiner Teil der Liste verursacht tatsächlich Reaktionen: Dabei können Hilfs- und Zusatzstoffe aus natürlichen Stoffen zu einer »echten« Allergie, chemische Stoffe zu Intoleranzen führen (pseudoallergische Reaktionen).

Die folgende Tabelle gibt einen Überblick über diejenigen Lebensmittel-Zusatzstoffe, von denen nach wissenschaftlichen Untersuchungen allergische sowie pseudoallergische Reaktionen bekannt geworden sind.

Die Buchstaben haben folgende Bedeutung:

N	Natürlich	n	natürlich, verändert
F	Farbstoff	K	Konservierungsmittel
G	Geliermittel	V	Verdickungsmittel
S	synthetisch	Sm	Säuerungsmittel
T	Trägermittel		

● **Tab. 13: Lebensmittel-Zusatzstoffe, von denen krank machende Reaktionen bekannt sind.**

E 100	(N)	Kurkumin, Curcumin	F
E 102	(S)	Tartrazin	F
E 104	(S)	Chinolingelb	F
E 110	(S)	Gelborange S, Sunset-Yellow	F
E 120	(N)	Echtes Karmin; Cochenille	F
E 122	(S)	Azorubin	F
E 123	(S)	Amarant	F
E 124	(S)	Cochenillerot A, Ponceau 4R	F
E 127	(S)	Erythrosin	F

● **Tab. 13: Lebensmittel-Zusatzstoffe, von denen krankmachende Reaktionen bekannt sind (Fortsetzung).**

E 131	(S)	Patentblau V	F
E 132	(S)	Indigotin I	F
E 133	(S)	Brillantblau FCF	F
E 150b	(S)	Sulfitlaugen-Zuckercouleur	F
E 150d	(S)	Ammonsulfit-Zuckercouleur	F
E 151	(S)	Brillantschwarz BN	F
E 160c	(N)	Paprikaextrakt, Capsorubin	F
E 160d	(N)	Lycopin	F
E 162	(N)	Beetenrot	F
E 200	(N)	Sorbinsäure	K
E 202	(N)	Kaliumsorbat	K
E 210	(N)	Benzoesäure	K
E 211	(N)	Natriumbenzoat	K
E 212	(N)	Kaliumbenzoat	K
E 213	(N)	Calciumbenzoat	K
E 214	(S)	Ethyl-p-hydroxybenzoat, PHB-Ester	K
E 215	(S)	Natriummethyl-p-hydroxybenzoat, PHB-Ester	K
E 216	(S)	Propyl-p-hydroxybenzoat, PHB-Ester	K
E 217	(S)	Natriumpropyl-p-hydroxybenzoat, PHB-Ester	K
E 218	(S)	Methyl-p-hydroxybenzoat, PHB-Ester	K
E 219	(S)	Natriummethyl-p-hydroxybenzoat, PHB-Ester	K
E 220	(N)	Schwefeldioxid, schweflige Säure	K
E 221	(S)	Natriumsulfit	K
E 222	(S)	Natriumhydrogensulfit	K
E 223	(S)	Natriummetabisulfit	K
E 224	(S)	Kaliummetabisulfit	K
E 226	(S)	Calciumsulfit	K
E 227	(S)	Calciumbisulfit	K
E 228	(S)	Kaliumbisulfit	K
E 235	(N)	Natamycin	K
E 407	(N)	Carrageen	G
E 410	(N)	Johannisbrotkernmehl	G

● Tab. 13: Lebensmittel-Zusatzstoffe, von denen krankmachende
Reaktionen bekannt sind (Fortsetzung).

E 412	(N)	Guarkernmehl	V
E 413	(N)	Traganth	G
E 414	(N)	Gummi arabicum	V
E 513	(S)	Schwefelsäure	Sm
E 620	(N)	Glutaminsäure	GV
E 621	(n)	Natriumglutamat	GV
E 622	(n)	Kaliumglutamat	GV
E 623	(n)	Calciumglutamat	GV
E 624	(n)	Ammoniumglutamat	GV
E 625	(n)	Magnesiumglutamat	GV
E 903	(N)	Carnaubawachs	T
E 1195	(N)	Lysozym	K

Einige der genannten Stoffen, die allergische oder pseudoallergische Reaktionen hervorrufen können, sind in der Literatur nur
als Kontaktallergene an der Haut bei Berührung bekannt, nicht
aber sichere Auslöser von krankhaften Reaktionen durch den
Verzehr.

»Echte« allergische Reaktionen

▶ Bei Zusatzstoffen, die echte allergische Reaktionen auslösen
können, beeinflusst vor allen Dingen der Stärkegrad der Allergie
und die verzehrte Menge das Ausmaß der allergischen Reaktion.

Ein Beispiel möge erläutern, welche Bedeutung Zusatzstoffe, die
aus Naturprodukten gewonnen werden, haben können: Johannisbrotkernmehl (E 410), ein Geliermittel, und Guarkernmehl (E
412), ein Verdickungsmittel, stammen aus Hülsenfrüchten.
Diese sind bekanntermaßen von hoher allergener Potenz (s. Seiten 44, 56). Diese Stoffe können also, wenn sie Lebensmitteln
zugesetzt werden, ggf. schwere, sogar lebensbedrohliche allergische Reaktionen auslösen.

Gut zu wissen

Hilfs- und Zusatzstoffe aus Naturprodukten

Ätherische Öle, Amaranth, natürliche Aromastoffe, Azorubin, Bienenwachs, Bluteiweiße, Carrageen, Carotine, Cochenille, Enzyme (Bromelain, Papain, Pilz- und Bakterienamylasen), Gelatine, Gewürze, Guarkernmehl, Gummi arabicum, Harze, Hefen, Honig, Johannisbrotkernmehl, Karmin, Kautschuk, Kräuter, Kurkumin, Malz, Mehle, Parabene, Pektine, Rote Bete, Soja, Stärke, Traganth.

Die als Hilfsstoffe geltenden Produkte wie Bluteiweiße, Stärken usw. müssen in der Zutatenliste deklariert werden und werden nicht als E-Nummern angegeben.

Pseudoallergische Reaktionen

Im Gegensatz dazu wurden lebensbedrohliche Reaktionen durch Zusatzstoffe auf chemischer Basis bisher nicht beobachtet. Ein anaphylaktischer Schock beispielsweise durch Konservierungsmittel wurde bislang nicht in der Literatur beschrieben. Die Auslösung von Urtikaria und Quincke-Ödemen jedoch sind bekannt.

▶ Für Zusatzstoffe, die pseudoallergische Reaktionen (Intoleranzen) verursachen, besteht eine Dosisabhängigkeit, d. h. je *mehr* von diesem Stoff verzehrt wurde, desto *stärker* ist die Reaktion.

In der folgenden Tabelle sind Lebensmittel genannt, die durch Zusatzstoffe pseudoallergische und allergische Reaktionen auslösen können.

● Tab. 14: Vorkommen wichtiger Lebensmittel-Zusatzstoffe.

Zusatzstoffe	Lebensmittel
Farbstoffe	Spirituosen Aperitife Obst- und Fruchtwein aromatisierte Getränke kandierte Früchte Süßwaren farbige Überzüge, kandierte Gemüse Backwaren Speiseeis Dessertspeisen Soßen Würzmittel Senf Pasteten von Fisch, Krebstiere Lachsersatz Räucherfische essbare Käserinden, Wursthüllen Nahrungsergänzungsmittel
Konservierungsmittel a) Sorbinsäure und Abkömmlinge	vorgebackene und abgepackte Brotwaren abgepacktes und geschnittenes Brot Flüssigei Frischkäse und Käse mit Lebensmitteln, die zugesetzt wurden abgepackter und geschnittener Käse Frucht- und Gemüsezubereitungen Kartoffelteig vorgebackene Kartoffeln Polenta Raviolifüllungen Früchte- und Gemüsezubereitungen Obst- und Fruchtweine aromatisierte Getränke einige Spirituosen mit geringem Alkoholgehalt Rührteig Panaden Fettemulsionen emulsierte Soßen Aspik

● **Tab. 14: Vorkommen wichtiger Lebensmittel-Zusatzstoffe (Fortsetzung).**

Zusatzstoffe	Lebensmittel
	flüssige Süßungsmittel
	Pektinlösungen
	flüssige Enzymzubereitung
	Lab-Produkte
b) Benzoesäure und Abkömmlinge	Diätlebensmittel zur Gewichtsreduktion
	flüssige Enzymzubereitungen
	Lab-Austausch
	Kaugummi
	Soßen
	Feinkostsalate
	Senf
	Würzmittel
	Suppen
	Fischerzeugnisse
	Milchdessertspeisen
	Flüssigei
	Gelee
	Marmelade
	zuckerarme Konfitüren
	Teekonzentrat
c) PHB-Ester	Enzyme
	Gelees für Fleischwaren
	Knabbergebäck
	überzogene Nüsse
	Süßwaren
	flüssige Nahrungsergänzungsmittel
Antioxidationsmittel (Schwefelverbindungen)	s. Seite 125
Glutamat	Gewürzmischungen
	Fertiggerichte
	Knabbergebäck
	chinesische und andere asiatische Speisen
	Fischpasteten
	Fischsalate
	verschiedenste Wurst- und Fleischprodukte
	Gemüsesalate
	Kartoffelsalate
	viele andere Fertigprodukte und Fleischerzeugnisse

▶Zusammenfassend lässt sich sagen, dass Patienten mit allergischen und pseudoallergischen Reaktionen so wenig wie möglich Nahrungsmittel verzehren sollten, die mit Zusatzstoffen hergestellt sind. Zudem wurden so genannte »Additionseffekte« (Summenwirkung) bisher allergologisch noch nicht untersucht, beispielsweise wenn mehrere Stoffe zusammen verzehrt wurden.

● Reaktionen auf Schwefelverbindungen

Viele Patienten reagieren auf den Zusatz von Schwefeldioxid in Lebensmitteln. In der Regel kommt es zu Schnupfen und bei Asthmatikern zu Atemnot.

Besonders häufig werden diese Reaktionen durch Wein ausgelöst. Die Deklarationsgrenze liegt bei 10 mg/kg oder Liter. Im Einzelfall sind aber auch Reaktionen unterhalb dieser Grenze möglich.

Sulfite im Wein

Gut zu wissen

Laut Weingesetz und entsprechender Zusatzstoff-Verordnung dürfen – ungeachtet strengerer Bestimmungen bei Lebensmitteln – Rotweine 175 und Weiß- und Roséweine 225 mg/l Gesamtschwefeldioxid zur Haltbarmachung enthalten. Für Spätlesen, Auslesen und Trockenbeerenauslesen sind noch höhere Werte (300 bis 350 bzw. bis 400 mg/l) zugelassen; es ist aber beabsichtigt, die Gehalte wesentlich abzusenken, sofern dies die Technologie erlaubt. Sulfite treten auch natürlicherweise als Nebenprodukte der Gärung auf.

Obwohl Schwefelverbindungen gesundheitlich unbedenklich sind und sie auch in größeren Mengen zugesetzt werden dürfen, spielen Reaktionen darauf eine nicht unerhebliche Rolle. Beschwerden können schon ab einer Aufnahme von 5 mg vorkommen. Intoleranzreaktionen, die möglicherweise auf einem

Defekt des Enzyms (Sulfitoxidase) beruhen, das die Schwefelverbindung im Körper abbaut, werden bei Allergikern und auch bei Nichtallergikern beobachtet. Es kommt jedoch zu einer Häufung bei Nichtallergikern, die an einer so genannten ASS-Intoleranz leiden (s. Seite 139). ASS ist die Abkürzung für Acetylsalicylsäure, dem Wirkstoff von Aspirin®, der aber auch in anderen Schmerz-, Fieber- und Grippemitteln vorkommt.

Die folgende Tabelle nennt Lebensmittel, denen laut Zusatzstoff-Verordnung Schwefeldioxid zugesetzt werden darf.

● Tab. 15: Lebensmittel, denen Schwefeldioxid zugesetzt werden darf.

Trockenfrüchte:	Äpfel, Ananas, Aprikosen, Birnen, Pfirsiche, Quitten, Weinbeeren (ausgenommen Korinthen)
glasierte halbfeuchte Trockenfrüchte	
kandierte Früchte, andere kandierte Pflanzenteile und Belegfrüchte	
Zitronat und Orangeat	
Ingwer in Sirup	
zerkleinerte Zitrusschalen für gewerbliche Backzwecke	
rohe, geschälte Apfelstücke für gewerbliche Backzwecke	
Obstgeliersaft, flüssiges Pektin	
zerkleinerter Merrettich	
Spargel, Sellerie, Zwiebel, Blumenkohl, weiße Rüben, Pastinaken, jedoch nur getrocknete Erzeugnisse	
zerkleinerte Zwiebeln, Zwiebeln in Essig, zerkleinerter Knoblauch	
Gemüse in Essig	
Kartoffelerzeugnisse:	Kartoffelerzeugnisse und roher Kartoffelteig, tiefgefrorene Kartoffelerzeugnisse, geschälte, auch zerkleinerte Kartoffeln
Trockenstärke, Maltodextrine	
Gerstengraupen, Gerstengrütze	
Sago	
lufttrockene Speisegelatine	

● **Tab. 15:** **Lebensmittel, denen Schwefeldioxid zugesetzt werden darf (Fortsetzung).**

Zuckerarten:	raffinierte Zucker, Zucker, Halbweißzucker, Dextrose kristallwasserhaltig und kristallwasserfrei
	Flüssigzucker, Invertflüssigzuckersirup, bezogen auf die Trockenmasse
	Glucosesirup und getrockneter Glucosesirup
	Glucosesirup zur ausschließlich gewerbsmäßigen Herstellung von Zuckerwarenerzeugnissen
	getrockneter Glucosesirup zur ausschließlich gewerbsmäßigen Herstellung von Zuckerwarenerzeugnissen

Hart- und Weichkaramellen, Fondanterzeugnisse

aus Fruchtpulpe und Fruchtmark hergestellte Erzeugnisse für Süßwaren und Backwaren: Konfitüre einfach, Gelee einfach, Marmelade

Gärungsessig

Zitrussäfte und konzentrierte Zitrussäfte zur gewerbsmäßigen Weiterverarbeitung, ausgenommen solche zur Herstellung von zur Abgabe an den Verbraucher bestimmten Fruchtsäften, konzentrierten Fruchtsäften oder Fruchtnektaren

Würzmittel aus Zitronensaft

alkoholfreier Wein

andere, hier nicht aufgeführte Lebensmittel, ausgenommen Getreidemahlerzeugnisse und daraus hergestellte Teigmassen

● Sind Dosenwaren konserviert?

Es besteht wenig Aufklärung darüber, dass beispielsweise Obstkonserven keine Konservierungsmittel beigesetzt werden dürfen. Die Konservierung erfolgt in der Regel durch Zucker oder Sirup und Hitzeeinwirkung.

Gemüsekonserven werden häufig in einer Salzlake konserviert. Die klassischen Konservierungsmittel wie Sorbinsäure oder Benzoesäure und seine Abkömmlinge sind hier in der Regel nicht enthalten. Da Deklarationspflicht für deutsche Produkte besteht, kann dies auf der Zutatenliste nachgelesen werden.

Leicht verderbliche Lebensmittel in Dosen (Mayonnaisen, Fische) enthalten in der Regel Konservierungsmittel. Sie müssen deklariert werden und sind auf der Zutatenliste genannt.

● Probleme bei der Kennzeichnung

Einige Stoffe können bereits unterhalb der Deklarationsgrenze Symptome auslösen. Hierzu gehören z. B. die Schwefelverbindungen E 220 bis E 228 (s. auch Seite 120). Sie dienen als Konservierungsmittel, so genannte Antioxidationsmittel, und werden eingesetzt, um die Bräunung von Kartoffelprodukten und Meerrettichzubereitungen zu verhindern und um Wein zu konservieren. Die häufigsten krankhaften Reaktionen sind Schnupfen- und Asthmaanfälle, Kopfschmerzen, seltener Hautreaktionen und Magen-Darm-Beschwerden. Die genannten Symptome können bereits unterhalb der Deklarationsgrenze (10 mg/kg) auftreten!

Der Hinweis »unbehandeltes Lebensmittel« bedeutet, dass das Produkt keiner Behandlung unterzogen wurde, die zu einer Änderung des Originalzustandes hätte führen können.

Ein weiteres Problem der Kennzeichnungspflicht ist, dass in einem Endprodukt (beispielsweise einer Suppe) die Zutaten (ggf. von einem anderen Hersteller) nicht gekennzeichnet werden müssen, wenn der Anteil weniger als 25 % ausmacht. Auch bei Brot und Wurstwaren kann dies zu einem Problem werden.

Ausgenommen von der Kennzeichnungspflicht sind kleine Portionspackungen (z. B. im Hotel – Marmeladen, Margarinen etc.). Keiner gesonderten Kennzeichnungspflicht unterliegt auch der Zusatz von Aromen, Enzymen und Enzymzubereitungen in unverpackten Lebensmitteln (z. B. evtl. Oberflächenbehandlung von Obst und Gemüse). Auch wenn z. B. geschwefelte Trockenfrüchte in ein Produkt eingearbeitet wurden, müssen die Schwefelverbindungen nicht deklariert werden, da für diese Stoffe Deklarationspflicht erst ab 10 mg/kg Lebensmittel besteht (s. o.).

Histamin
und andere biogene Amine

Histamin ist der Hauptvertreter der biogenen Amine. Es ist ein einfach gebautes Molekül, das aus Aminosäuren gebildet wird und *natürlicherweise* im Stoffwechsel von Menschen vorkommt. Es handelt sich hier also *nicht* um einen Stoff, der von der Lebensmittelindustrie in die Lebensmittel eingearbeitet wird. Normalerweise stellt es keine Gefahr für den menschlichen Organismus dar.

> ▶ Jeder Mensch bildet in seinem Stoffwechsel Histamin! Histamin wird auch bei allergischen Reaktionen freigesetzt (s. Seite 16 f).

Histamin wirkt ein auf die Freisetzung von Magensäften, die Herzfrequenz, den Blutdruck, in höheren Konzentrationen kann es zu schnellem Puls, Blutdruckabfall, Asthma, Durchfall, Übelkeit, Erbrechen, Hautrötung, Juckreiz und Nesselfieber kommen. Bei einer echten Vergiftung (was bei unverdorbenen Nahrungsmitteln nicht vorkommt) kann es schwerwiegende Herzkomplikationen geben.

Warum kann Histamin Beschwerden auslösen?

Gut zu wissen

Es gibt Patienten, bei denen der Abbau von Histamin offenbar gestört ist. Man nimmt an, dass die Diaminoxidase (DAO), ein Enzym, das Histamin abbaut, bei manchen Menschen nicht ausreichend vorhanden ist (so genannter Diaminoxidasemangel). Dieses Enzym befindet sich im Verdauungsapparat. Wird Histamin nicht in ausreichender Geschwindigkeit abgebaut, kommt es zu einer vorübergehenden Anreicherung im Blut, was die o. g. Symptome auslöst.

Wir kennen verschiedene Nahrungsmittel, deren Histamingehalt gering ist, sowie solche, deren Histamingehalt höher ist –
siehe nachfolgende Tabelle.

● **Tab. 16: Histamingehalt in Lebensmitteln (Beispiele).**

Histaminarm	Histaminreich
Frischer Fisch und frisches Fleisch, Tiefgefrorener Fisch und tief-gefrorenes Fleisch	Geräuchertes, Gepökeltes, Getrocknetes, Verdorbenes, schlecht Gelagertes, Mariniertes
Dorsch, Seelachs, Scholle, Kabeljau	Hering, Sardellen, Thunfisch (Dose), Makrelen, Selchfleisch, Salami, Osso Collo
Frisches Gemüse und Obst Grüner Salat, Kirsche, Zitronen, Kohl, Bohne	Sauerkraut, Tomate, Spinat, Banane, Orange, Kiwi, Erd-beere, Apfel, Kürbis, Karotte
Frische Milch und -produkte, Butter, Kefir, Topfen, Jogurt, Cottage Cheese	Lang gereifter Käse wie Gou-da, Camembert, Emmentaler, schimmelgereifter Käse
Schnaps, einige Weißweine, saure Weine	Alte Rotweine, Liköre, Sekt, Champagner, einige Weißweine
Gemüsesäfte, Bohnen, Malzkaffee	Brennnesseltee, schwarzer Tee
	Schokolade, Nugat, Kakao,
	Rotweinessig, Knabbergebäck

Bei frischen Waren ist Histamin in geringen Mengen, in gela-
gerten evtl. in größeren Mengen vorhanden. In der Lebens-
mitteltechnologie kann der Histamingehalt zur Bewertung der
Frische eines Lebensmittels herangezogen werden. Ein höherer
Histamingehalt heißt aber noch nicht »Vergiftung«. Manche
Nahrungsmittel haben eine lange Reifezeit (z. B. Salami, Käse)
und sind daher histaminreicher. Verdorbene Ware kann unter
Umständen außerordentlich histaminreich sein und dann auch
zu entsprechenden Vergiftungserscheinungen führen. Ein häufiges Beispiel für krankhafte Reaktionen durch einen höheren
Histamingehalt ist zu lange gelagerter Dosenthunfisch.

Gut zu wissen

Weitere biogene Amine in Nahrungsmitteln

Auch andere biogene Amine können in unterschiedlichem Ausmaß in das Krankheitsgeschehen involviert sein. Dazu gehören Adrenalin, Dopamin, Noradrenalin, Phenylethylamin, Serotonin, Tryptamin und Tyramin.

Genaue Zahlen zur Häufigkeit von Unverträglichkeitsreaktionen durch biogene Amine sind nicht bekannt. Eines scheint jedoch sicher: Eine genetische Verknüpfung mit Allergien ist nicht bekannt. Unverträglichkeitsreaktionen durch biogene Amine treten sogar häufiger bei nichtallergischen Personen auf, bei Kindern sind sie sehr, sehr selten. Zusammenhänge zu allergischen Erkrankungen bestehen aber insofern, als bei Allergikern beispielsweise eine erhöhte Histaminzufuhr Hautjuckreiz bei Ekzemen oder Urtikaria verschlimmern kann. Bei Frauen in der Nähe des Klimakteriums werden diese Unverträglichkeitsreaktionen häufiger beobachtet, die Toleranz scheint auch hormonabhängig zu sein.

Die Beschwerden sind eindeutig *mengenabhängig*. Bei Addition verschiedener Nahrungsmittel, die histaminreich sind (Käse und Wein), treten naturgemäß verstärkt Reaktionen auf.

Bei unserer westlichen Ernährung wird die Histaminaufnahme pro Mahlzeit auf maximal 4 mg geschätzt. Zum Vergleich: Manche geräucherten Fische enthalten zwischen 1 und 50 mg pro 100 g Fisch. Ältere gereifte Käse können bis zu 100 mg Tyramin oder mehr pro 100 g enthalten. Bei Rohmilch liegt der Histamingehalt unter 1 mg pro 100 ml und ist daher unbedeutend; ähnlich sind die Verhältnisse bei frischen Fischen.

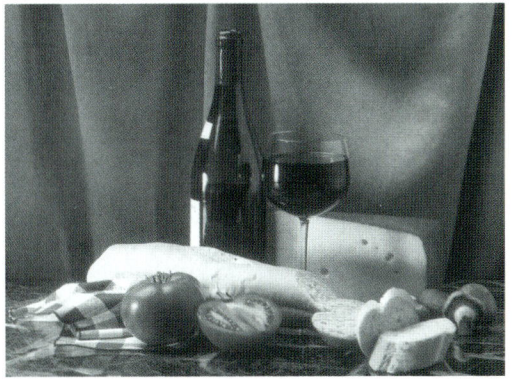

Wein, Käse und Tomaten enthalten viel Histamin – dadurch verstärken sich die Reaktionen.

● Migräne durch biogene Amine

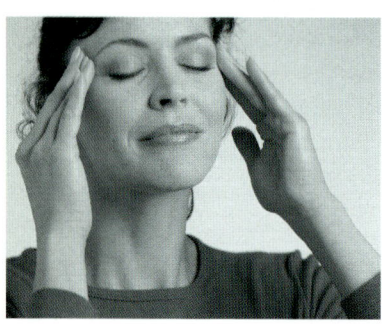

Symptome durch biogene Amine sind meist dosisabhängig.

Unter Migräne verstehen wir Kopfschmerzen, die oft einseitig über Stunden oder Tage bestehen und oft verbunden sind mit Übelkeit, Erbrechen, Lichtscheu und Sehstörungen. Im Vorfeld kommt es häufig zu Augenflimmern, auch vorübergehenden Gesichtsfeldausfällen und Sprachstörungen. Wird die Migräne, die vielfältige andere Ursachen haben kann, durch biogene Amine ausgelöst, so ist dies *keine* allergische Reaktion. Die Beschwerden sind meist dosisabhängig. Wie bereits erwähnt, liegt bei manchen Patienten wahrscheinlich ein Enzymdefekt vor (Diaminoxidase – DAO). Kleine Mengen von Histamin in der Nahrung werden von den meisten Menschen problemlos vertragen.

In absteigender Häufigkeit werden von Patienten Nahrungsmittel genannt, die zur Migräne führen: Schokolade, Käse, Zitrusfrüchte, alkoholische Getränke, in Fett gebratene Lebensmittel, Zwiebeln, Tee und Kaffee, Schweinefleisch, Seetiere. In allen diesen Nahrungsmitteln ist der Histamingehalt wechselhaft, da es sich um biologische Produkte handelt. Insbesondere ist der Histamingehalt verschiedener Weinsorten bei gleicher Lagerung von Jahr zu Jahr unterschiedlich. Auch die Reifungszeit der Nahrungsmittel spielt eine Rolle, z. B. bei Käse.

> ▶ Bei der Unverträglichkeit von verschiedenen biogenen Aminen handelt es sich *nicht* um ein allergisches Geschehen. Da keine Antikörper vorhanden sind, stehen weder Haut- noch Bluttests zur Verfügung. Daher kann die Diagnostik langwierig und schwierig werden und ist nur unter ärztlicher Anleitung erfolgreich (»Probekost«, s. Seite 136).

Im Vordergrund steht die *Anamnese*, wobei ein Protokoll, in dem Symptome sowie Zeitpunkte der Nahrungsaufnahme aufgezeichnet werden, außerordentlich wichtig ist.

Die meisten krankhaften Reaktionen durch biogene Amine in Lebensmitteln verlaufen charakteristisch, meist sind sie mild.

Sie entstehen in der Regel in den ersten 30 bis 60 Minuten nach Verzehr, nur in wenigen Fällen kann es etwas länger dauern. Es kann neben Kopfschmerzen zur Rötung der Gesichtshaut, Quaddelbildung mit Juckreiz, auch zu Übelkeit, Erbrechen und Durchfällen kommen. Magen-Darm-Krämpfe, Kopfschmerzen, Schwindel und Empfindungsstörungen der Haut sind möglich. Asthmaanfälle können ebenfalls auftreten, überwiegend bei Patienten, die bereits an Asthma leiden. Auch ein Schnupfenanfall ist möglich. Bindehautrötungen kommen bei bevorzugter Auswirkung auf die Haut ebenso nicht selten vor.

Die Symptome können also durchaus mit einer echten Lebensmittel-Allergie oder -vergiftung verwechselt werden. Allerdings gibt es hier, im Gegensatz zur schwersten allergischen Reaktion, dem anaphylaktischer Schock (s. Seite 25), keine solch tödlichen Reaktionen.

In der Regel klingen die Symptome spontan wieder ab. Antihistaminika sind hilfreich. »Cortison-Präparate« sind hier unwirksam, da sie die Histaminreaktion nicht beeinflussen.

● Biogene Amine in Nahrungsmitteln

Fisch und andere Meerestiere

In verarbeiteten Produkten finden sich zum Teil sehr hohe Werte, insbesondere in Konserven von Makrelen, Hering, Thunfisch und Sardellen. Der frisch eingefrorene Fisch ist in der Regel arm an biogenen Aminen.

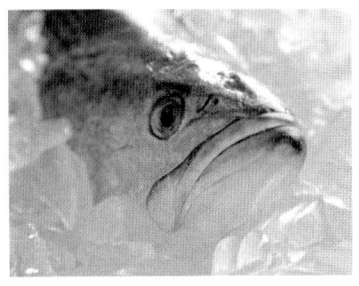

Frisch eingefrorener Fisch ist meist histaminarm.

Käse

Häufigste Auslöser von Symptomen sind lang gereifte Käsearten, insbesondere Cheddar, Emmentaler, Schweizer Käse, Stilton, Gruyere und einige Camembertsorten. Der Gehalt an biogenen Aminen ist unterschiedlich. Während der Käsereifung werden biogene Amine wie Tyramin, Tryptamin und Phenylethylamin gebildet.

Streichkäse enthält nur geringe Mengen Tyramin, Butterkäse ist weitgehend frei von biogenen Aminen.

Wein

Sulfite (s. Seite 125) und Schimmelpilze (s. Seite 116) sind ebenfalls in Wein enthalten und können bei entsprechender Disposition Reaktionen auslösen.

Weine (rot und weiß) zählen zu den häufigsten Auslösern von Intoleranzreaktionen durch biogene Amine. Besonders häufig sind Kopfschmerzen, Herzrasen und Migräne, aber auch Sodbrennen und Erbrechen. Der Gehalt an Histamin ist unterschiedlich und hängt ab von der Herstellungsmethode, der Weinsorte sowie der Klimabedingungen.

Der Wert von 5 mg Histamin pro Liter Wein wird für manche Menschen als kritische Schwelle angesehen, oberhalb derer die Verträglichkeit des Weines fraglich wird.

Fleisch und Wurst

Frisches Fleisch enthält kaum biogene Amine. Mit zunehmender Lagerung (z. B. im Kühlhaus) steigt der Gehalt jedoch an. Bei gepökeltem und gekochtem Schinken ist der Tryptamingehalt wesentlich höher als in frischem oder gekochtem Fleisch. Bei der Reifung von Rohwurst steigt der Gehalt an biogenen Aminen an. So enthalten Salami, Westfälischer Schinken und Pfefferwurst davon große Mengen.

Bier

Bier ist in der Regel gut bekömmlich, es finden sich nur sehr geringe Mengen von Histamin, das aus dem Hopfen stammt. Es wird auch von histaminempfindlichen Patienten meist gut vertragen.

Sauerkraut

Sauerkraut wird aus Weißkohl mit Kochsalzzusatz hergestellt. Im Verlauf von vier bis sechs Wochen kommt es durch den Gehalt an Lactobacillen zur Milchsäuregärung. Biogene Amine sind in großen Mengen vorhanden, insbesondere Tyramin und Histamin.

Obst

Bananen sind besonders gut erforscht. Man findet Tyramin, Serotonin, Histamin, Dopamin und Noradrenalin. Bananen können sowohl Kopfschmerzen wie auch Bauchbeschwerden hervorrufen. Dem Serotonin wird dabei eine besondere Bedeutung zugeschrieben.

Zitrusfrüchte können in der Regel ohne Probleme verzehrt werden.

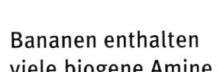

Bananen enthalten viele biogene Amine.

Gemüse

In Kartoffeln, Kohlrabi und Spinat konnte Tyramin gefunden werden; Tomaten sind relativ reich an Tyramin, Tryptamin, Histamin und Serotonin. Bei der Reifung von Tomaten nimmt der Serotoningehalt zu. Hier ist die Verzehrsmenge entscheidend.

Hülsenfrüchte

Erbsen, Bohnen und Linsen können Migräne auslösen. Es gibt jedoch kaum Untersuchungen über den Gehalt an biogenen Aminen. Ausnahme ist die Sojabohne, ebenfalls eine Hülsenfrucht. Welche Substanz für die Migräne durch Hülsenfrüchte verantwortlich ist, ist im Einzelnen nicht bekannt. Histamin ist es wahrscheinlich nicht.

Kakao und Schokolade

Bei Migränepatienten ist die so genannte Schokoladen-Migräne bekannt. Der Gehalt an Phenylethylamin und Tyramin ist relativ hoch. Allerdings gibt es auch hier von Produkt zu Produkt Schwankungen. Es wird auch Serotonin gefunden, auch dieses wird für die Kopfschmerz auslösende Wirkung verantwortlich gemacht.

Hefeextrakte

Sie enthalten je nach Hefeart größere Mengen Tyramin und Histamin. Auch Fleischextrakte enthalten mäßige Mengen an Tyramin, da ihnen in der Regel Hefe zugefügt wird.

An dieser Stelle muss noch einmal darauf aufmerksam gemacht werden, dass eine Dosisabhängigkeit besteht. Wird ein Produkt nur in *geringen Mengen* eingesetzt, so tritt trotz eines hohen Gehaltes an biogenen Aminen *keine klinische Reaktion* auf. Bei Hefeextrakten, die nur in geringen Mengen verzehrt werden, ist das zu berücksichtigen.

● Probekost ohne biogene Amine

Die Fülle der Nahrungsmittel, die biogene Amine enthalten, bedeutet nicht unbedingt, dass der Patient das eine oder andere biogene Amin nicht doch verträgt. Er muss sich nicht völlig frei von biogenen Aminen ernähren. Hier spielen die Menge und die Verzehrshäufigkeit eine wichtige Rolle.

Das vernünftigste Vorgehen, wenn durch die Krankheitsgeschichte des Patienten der Verdacht auf eine Unverträglichkeit von biogenen Aminen besteht, ist eine so genannte »Probekost«.

Sie enthält kaum noch biogene Amine und wird etwa über vier Wochen durchgeführt. Verschwinden oder verringern sich unter dieser Kost die Beschwerden, werden Nahrungsmittel, die in diesem Speiseplan nicht enthalten waren, einzeln nacheinander wieder aufgenommen. Mit diesem Prinzip der Suchkost wird geklärt, ob das einzelne Nahrungsmittel bestimmte Symptome, wie beispielsweise Migräne, auslöst oder nicht. Führt eine solche Probekost innerhalb von vier Wochen nicht zu einer Veränderung des Beschwerdebildes, liegen offensichtlich andere Ursachen vor.

Die folgende Liste zeigt einen Vorschlag für eine vierwöchige Probekost, in der die Histamingehalte unter 5 mg/kg Lebensmittel und die Tyramingehalte unter 10 mg/kg Lebensmittel liegen.

Nahrungsmittel für eine Probekost ohne biogene Amine

Gut zu wissen

Die mit * gekennzeichneten Lebensmittel sollen nicht lange gelagert, sondern frisch verzehrt werden

Brot, Teigwaren, Getreideprodukte

- Brot* (ohne Backtriebmittel, Backpulver erlaubt), z. B. Matzen (= israelisches Fladenbrot), Knäckebrot
- Getreideflocken
- Getreidekörner
- Nudeln
- alle Teigarten ohne Hefe, z. B. Rührkuchen, Mürbeteig, Biskuitteig, Strudelteig

Milchprodukte

- Vollmilch, past.
- Magermilch
- H-Milch
- Sahne, sauer
- Sahne, süß
- Dickmilch*
- Buttermilch*
- Quark *
- Rahmfrischkäse*

Fleisch/Wurst

- Rindfleisch*
- Kalbfleisch
- Schweinefleisch
- Lammfleisch
- Geflügel
- Schinken, gekocht

Gemüse

- Blattsalate
- Chinakohl
- Wurzelgemüse
- Hülsenfrüchte
- Kartoffeln
- Paprika

Obst

- Apfel
- Birne
- Melone (auch als Kompott)

Eier

Getränke

- Mineralwasser
- Kaffee (2 Tassen pro Tag)
- selbst hergestellte Obst- und Gemüsesäfte, z. B. Apfelsaft, Apfelschorle, Birnensaft, Karottensaft

Süßspeisen

- Puddingcreme ohne Schokolade oder Nuss
- Dessertpulver zum Kaltanrühren ohne Schokolade, Kakao oder Nuss

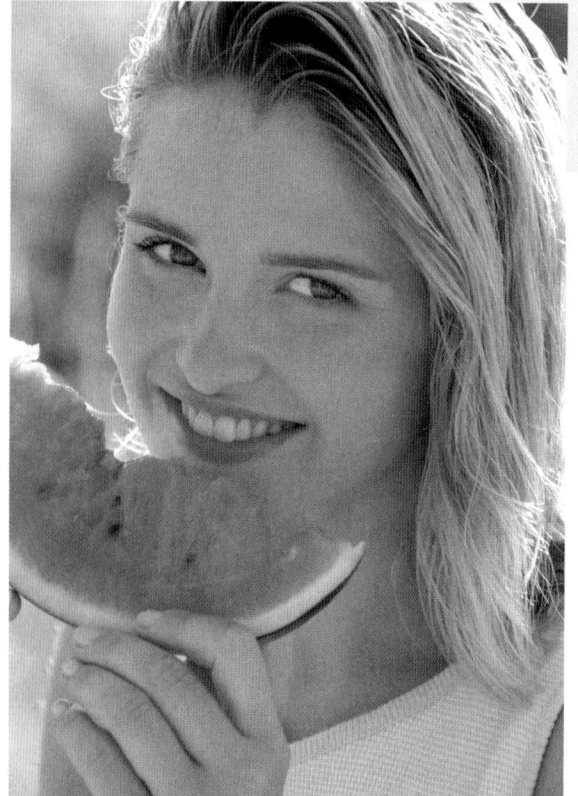

- Fruchtquark (Apfel, Birne, Melone)
- Sahneeis
- Milchreis

Melonen enthalten keine biogenen Amine und sind daher für eine Probekost gut geeignet.

Salicylsäure – Acetylsalicylsäure

Acetylsalicylsäure ist der Hauptwirkstoff von Aspirin, das in schmerz- und fiebersenkenden Medikamenten sowie zur Blutverdünnung eingesetzt wird. Die Acetylsalicylsäure wird zwar in der pharmazeutischen Industrie fabrikmäßig hergestellt, ursprünglich ist die Salicylsäure jedoch ein Naturprodukt, das aus Weidenrinde gewonnen wurde. Es gibt Patienten, die alleine durch den Duft einer Rose (Salicylsäure!) Schnupfen bekommen.

»A-Spirin« = aus Spiraen (Rosengewächse).

Das Aspirin löst im Sinne einer pseudoallergischen Reaktion (keine Antikörperbildung) sowohl Schnupfen wie auch zum Teil schweres Asthma, Urtikaria und Quincke-Ödeme aus und kann auch zu einem anaphylaktoiden Schock führen.

> ▶ Ein anaphylaktoider Schock wird im Gegensatz zu einem anaphylaktischen Schock *nicht* durch Allergene ausglöst, kann aber ebenso dramatisch sein.

Verschiedene Früchte, die zu den Rosengewächsen zählen (s. Tabelle ab Seite 69), enthalten Salicylsäure. Wer Acetylsalicylsäure (Aspirin) nicht verträgt, kann zuweilen auch auf Salicylsäure (so genannte Salicylate) reagieren. Jedoch muss nicht jeder Patient, der Acetylsalicylsäure nicht verträgt, auch mit Reaktionen durch Salicylate rechnen – und umgekehrt.

Die durch Acetylsalicylsäure wie auch natürliche Salicylate ausgelösten Symptome sind in der Regel dosisabhängig. Patienten, die eine so genannte »Aspirin-Intoleranz« haben, sind selten wirklich auch Allergiker. Die Aspirin-Intoleranz kommt zumeist bei nichtallergischen Asthma-Patienten vor, die auch einen chronischen Schnupfen und oft auch eine chronische Kieferhöhlenentzündung haben.

Sowohl die Aspirin-Intoleranz wie auch die Salicylat-Intoleranz ist bei Kindern eine absolute Rarität. Gehäuft kommt dieses Krankheitsbild bei Erwachsenen jenseits des 40. Lebensjahres vor, bei Frauen spielen offensichtlich die weiblichen Hormone (um das Klimakterium herum) eine nicht geringe Rolle.

Was mit der Acetylsalicylsäure- und Salicylatintoleranz häufig einhergeht, ist eine Weinintoleranz – meist Histamin-bedingt (s. Seite 129 ff).

Die natürlichen Salicylate sind keine *Lebensmittel-Zusatzstoffe.*

In der folgenden Tabelle sind verschiedene Nahrungsmittel und Genussmittel aufgezählt, die von Natur aus einen hohen Salicylsäuregehalt haben. Es handelt sich im Wesentlichen um Früchte, Kräuter und Gewürze. Der Salicylatgehalt kann sehr stark schwanken. Es gibt keine Grenzdosis, da die Empfindlichkeit der einzelnen Patienten unterschiedlich stark ist, was die Stärke der Reaktion ganz entscheidend beeinflusst. Aus diesem Grunde gibt es auch kein standardisiertes Diagnoseschema.

● **Tab. 17: Salicylsäuregehalt verschiedener Nahrungsmittel.**

Nahrungsmittel	Gehalt an Salicylsäure
Gemüse, Salat Blumenkohl, Champignons, Endiviensalat, Meerrettich, Oliven (grüne), Radieschen, Rettich, Spargel, Tomatenmark, Zucchini, Zwiebeln	gering
Obst Ananas, Aprikosen, Erdbeeren, Heidelbeeren, Himbeeren, rote Johannisbeeren, Orangen, Preiselbeeren, Rosinen	mäßig
Gewürze Curry, Oregano, Paprika (milder und scharfer), Senf, Zimt	hoch

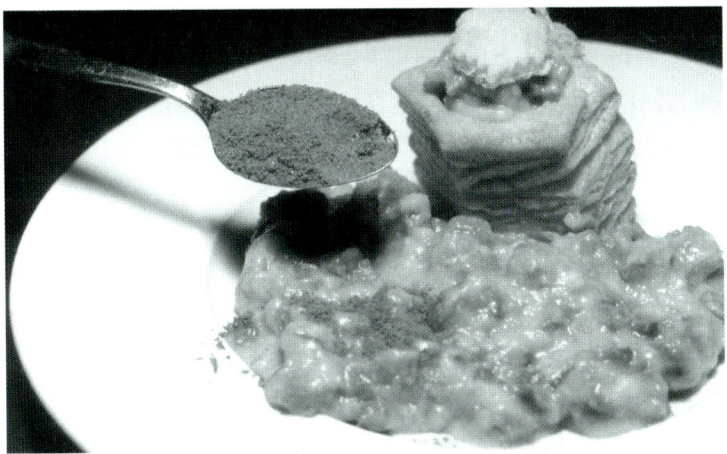

Curry enthält viel
Salicylsäure.

Da es sich nicht um eine immunologische Reaktion handelt, bleibt in der Regel nur die probeweise »salicylatarme Kost«, die aber auch nicht standardisiert sein kann.

Einige Gewürze haben zwar einen hohen Salicylsäuregehalt, werden aber nur in geringen Mengen eingesetzt, so dass eine Speise dann meist einen niedrigen Gehalt an Salicylaten hat. Ausgenommen sind beispielsweise Gerichte, die mit viel Curry gewürzt werden.

Die Säfte der genannten Früchte sind aufgrund des hohen Fruchtgehaltes wesentlich salicylsäurereicher als das einzelne Stück Obst. Zu einer Konzentration kommt es auch bei Tomatenmark.

Auch einige Getränke wie Portwein, Rum können Salicylsäure in höheren Mengen enthalten.

Die Menge der verarbeiteten Gewürze spielt eine Rolle.

Latex und Latex-assoziierte Nahrungsmittel-Allergien

In den letzten Jahren wurden verstärkt Allergien durch Naturlatex und botanisch verwandte Nahrungsmittel beobachtet.

Latexallergien sind insbesondere bei Beschäftigten im Gesundheitswesen (Krankenschwestern, Krankenpfleger, Pflegehelfer, Ärzte u. a.) zu beobachten. Jedoch können Allergien auch durch Latexkontakte im Haushalt (Haushaltshandschuhe, Kondome u. a.) auftreten. Ursache ist ein Eiweiß aus der Milch des tropischen Gummibaumes. Bei gepuderten Latexhandschuhen ist nicht das Puder verantwortlich, sondern die an das Puder gebundenen Latexpartikel, die über die Luft die Atemwege erreichen können und zu Husten, Atemnot und Bindehautentzündung führen können.

Es scheint, dass Pollenallergiker besonders häufig betroffen sind. Allerdings gibt es auch noch eine Kreuzverwandtschaft zwischen Ficus-benjamini-Pflanzen, Latex und Birkenpollen. Durch einen Ficus benjamini im Hause (er sondert ebenfalls eine Milch ab) kann es insbesondere (aber nicht nur) bei Baumpollen-Allergikern zur gleichzeitigen Sensibilisierung gegen Latex wie auch Latex-assoziierten Nahrungsmittel-Allergenen kommen, z. B. rohe Feigen (Ficus gehört zu den Feigengewächsen), aber auch Bananen, Avocados, Kiwi, Esskastanien und Papayas (s. nebenstehende Tabelle).

▶ Jeder Patient, der an einer Latex-Soforttyp-Allergie leidet, muss dies bei medizinischen Behandlungen unbedingt mitteilen (möglichst mit einem Allergiepass).

Latex-haltige medizinische Gerätschaften (Blasenkatheter, Gummihandschuhe, Beatmungsschläuche u. a.) sollten durch latexfreies Material ersetzt werden. Insbesondere wird dies wichtig bei Zahnärzten, Urologen, Gynäkologen und Chirurgen. Es gibt alles in latexfreier Ausführung. Auch latexfreie Kondome können in Apotheken gekauft werden.

● Tab. 18: Latex-, Ficus- und Birkenpollen-assoziierte
Nahrungsmittel-Allergene (Kreuzreaktionen).

Birkenpollen	⇔	Latex	⇔	Ficus benjamini
Früchte		Ananas		Feigen
Gewürze		Aprikose		
Nüsse		Artischocke		
Sellerie		Avocado*		
		Banane*		
		Birne		
		Buchweizen		
		Esskastanien*		
		Karotte		
		Kartoffel		
		Kirsche		
		Kiwi*		
		Orange		
		Papaya*		
		Paprika		
		Passionsfrucht (Maracuja)		
		Petersilie		
		Pfirsich		
		Tomate*		
		Trauben		

* Hier werden besonders häufig Reaktionen beobachtet

Nickel

Nickel zählt zu den lebensnotwendigen Spurenelementen, der Bedarf für den Menschen ist allerdings sehr gering.

Bei der Nickelallergie handelt es sich um die häufigste Kontaktallergie der Haut. Sie wird durch Nickelsulfat ausgelöst. Die Zunahme dieser Allergie, insbesondere bei Frauen, kann durch das zu frühe Durchstechen der Ohrläppchen (Eindringen von Nickelpartikeln in früher Sensibilisierungsphase) sowie durch nickelhaltigen Modeschmuck verursacht werden. Besonders häufig sind Patienten mit Ekzemen (u. a. atopische Dermatitis, Neurodermitis) betroffen, da die Nickelallergie auf vorgeschädigter Haut häufiger eintritt. So genannte »Feuchtberufe« (Bäcker, Friseure, Reinigungspersonal u. a.) sind ebenfalls häufiger betroffen.

Nickelionen und andere Nickelverbindungen (nicht zwangsläufig Nickelsulfat) kommen auch in Lebensmitteln vor (Anreicherung von Nickel in Pflanzen, Nutz- und Wildtieren, einigen Fischen, Muscheln und Schalentieren). Der Nickelgehalt der Nahrungsmittel ist jedoch unterschiedlich, da er auch von den Bodenbedingungen abhängig ist.

Reihenuntersuchungen mit dem Epikutan-Test haben gezeigt, dass knapp 3 % der Männer und knapp 14 % der Frauen eine Nickel-Kontaktallergie aufweisen. Es handelt sich hier um eine so genannte Typ-IV-Reaktion (s. Seite 18). In manchen Fällen konnte nachgewiesen werden, dass der Verzehr von Nickel (z. B. in Nahrungsmitteln) über den Blutweg ein Kontaktekzem auslösen kann, wenn eine besonders starke Kontaktallergie besteht. Hierzu zählt auch das bläschenförmige Handekzem (dyshidrosiformes Handekzem).

Bei einer größeren Zahl von Nahrungsmitteln ist der Nickelgehalt in der Regel relativ hoch. Da diese Nahrungsmittel jedoch zu den wesentlichen Grundnahrungsmitteln gehören, ist eine verdachtsweise nickelarme Kost, womöglich lebenslang, nicht zu empfehlen.

▶Vor der Empfehlung für eine nickelarme Diät muss zunächst ein oraler Provokationstest erfolgen. Bestätigt sich Nickel als Auslöser von Hautreaktionen, kommt es zu einem Aufflammen des Ekzems. Bei diesen Tests sind jedoch auch schwerste andere Hautveränderungen eingetreten, so dass eine Nickelprovokation in kleinen Schritten und nur unter ärztlichen Bedingungen durchgeführt werden darf!

Nur nach positivem oralen Provokationstest wird die Durchführung einer längerfristigen, nickelarmen Diät befürwortet.

Im Vorfeld kann jedoch auch über etwa vier Wochen eine nickelarme Diät gegeben werden. Kommt es dabei zu keiner Verbesserung des Ekzems, ist sie wahrscheinlich wirkungslos und schränkt die Ernährung überflüssigerweise ein.

● **Tab. 19: Nahrungsmittel mit höherem Nickelgehalt.**

Gemüse	Brokkoli, Kohlgemüse, Keimlinge
Getreide, -produkte	Buchweizen, Gerste, Haferflocken, Kleie, Müsli, Vollkorn, -mehle
Fische u. a. Meerestiere	Bückling, Hecht, Hering, Muscheln, Sardinen, Schalentiere
Hülsenfrüchte	Linsen, Erbsen, Bohnen u. a., Erdnüsse
Obst	Bananen, Fruchtsäfte, Pfirsiche
Süßigkeiten	Nugat, Marzipan, Müsliriegel, Schokoladen,Süßwaren mit Nüssen und Erdnüssen
Käse und Wurst	Hartkäse, Schnittkäse, verschiedene Wurstwaren

Auch Fertiggerichte, in denen die genannten Nahrungsmittel verarbeitet sind, können viel Nickel enthalten.

▶ Stehendes Trinkwasser in der Leitung (über Nacht) hat einen sehr hohen Nickelgehalt. Das Wasser sollte also vor Gebrauch ablaufen (auch beim Zähneputzen), das Trink- und Kochwasser sollte frisch sein. In der Trinkwasserverordnung ist ein Nickelgehalt von nicht höher als 50 µg vorgeschrieben.

● Nickel in Kochgeschirr, Konserven und Besteck

Es sollte auf jeden Fall hochwertiges Edelstahlgeschirr gekauft werden. Behälter aus Aluminium, Edelstahlblech und Chromnickelstahl stellen heute kein Problem dar und können zur Aufbewahrung von Fleisch benutzt werden, jedoch kann das Würzen und Säuern von Lebensmitteln zu einer Freisetzung von Nickelionen führen. Bei bekannter Nickelallergie ist Emaillegeschirr, Glas oder Plastik zu empfehlen.

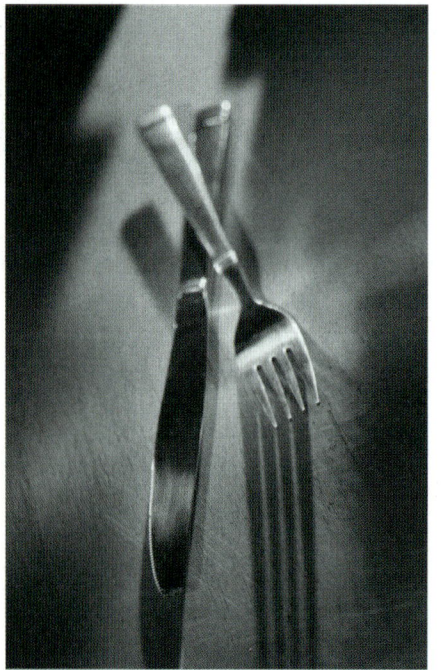

Konserven in Weichblechdosen und Aluminumbehältern sind unproblematisch. Weißblechdosen aus unlegiertem Stahl enthalten einen Überzug aus Zinn, das einen hohen Reinheitsgrad haben muss. Es erfolgt oft eine Zusatzlackierung durch Harze.

Altes Silberbesteck sollte vermieden werden. Zu bevorzugen ist hochwertiges Edelstahlmaterial.

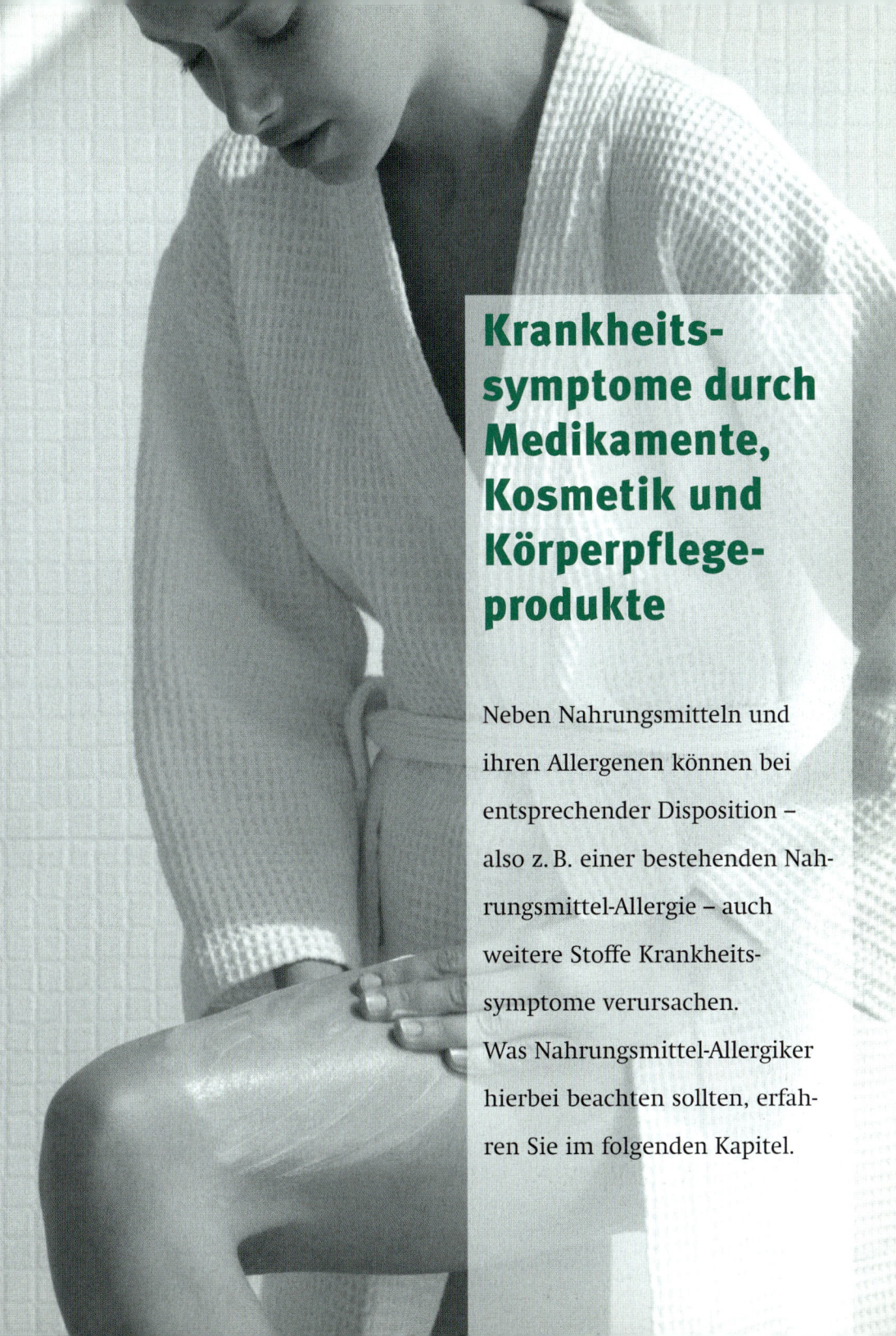

Krankheits-symptome durch Medikamente, Kosmetik und Körperpflege-produkte

Neben Nahrungsmitteln und ihren Allergenen können bei entsprechender Disposition – also z. B. einer bestehenden Nahrungsmittel-Allergie – auch weitere Stoffe Krankheits-symptome verursachen. Was Nahrungsmittel-Allergiker hierbei beachten sollten, erfahren Sie im folgenden Kapitel.

Allergien, Pseudoallergien und Intoleranzen durch Medikamente und Impfstoffe

Bei einem Verdacht auf Nahrungsmittel-Allergien wie auch Krankheitsbilder, die in diesen Formenkreis gehören (z. B. Asthma, anaphylaktischer Schock), müssen auch die eingenommenen Medikamente (regelmäßig oder gelegentlich) dem Arzt mitgeteilt werden, da sie prinzipiell für die gleichen Beschwerden (Asthma, Urtikaria u. a.) verantwortlich sein können. Sie können aber auch bestimmte Krankheitsbilder begünstigen.

▶Im Beipackzettel von Medikamenten sind die »allgemeinen Nebenwirkungen« verzeichnet, sie sind medikamentenspezifisch und können bei jedem Patienten auftreten.

Unverträglichkeitsreaktionen durch Medikamente sind nicht grundsätzlich an den Allergiestatus gebunden, sie können allergischer wie auch nichtallergischer Natur sein, weswegen nicht alle eventuellen Medikamentenallergien durch einen Hauttest nachweisbar sind. Vorhersehbar sind diese Reaktionen in der Regel nicht. Es kann jedoch sinnvoll sein, bestimmte Medikamente bei allergieverdächtigen Erkrankungen gar nicht erst einzusetzen oder sie, wenn Medikamente genommen werden müssen, durch andere Wirkstoffe auszutauschen. Der häufige Wunsch von Patienten, Medikamente für die Zukunft hinsichtlich ihrer möglichen Verträglichkeit hin zu testen, ist unerfüllbar.

▶Für den Allergiker empfiehlt es sich daher, grundsätzlich die Beipackzettel aller verabreichten Medikamente zu sammeln und nicht wegzuwerfen, wenn diese Medikamente nicht vertragen wurden. Es sollte vermerkt werden, wann und zu welchem Zweck ein Medikament verabreicht wurde, welche Symptome nach welcher Zeit in welcher Form aufgetreten sind.

● Medikamente, die allergische und pseudo-allergische Reaktionen auslösen können

Die Zusammensetzung der Medikamente wird auch bei gleichem Namen gelegentlich geändert (andere Wirkstoffe und Zusatzstoffe).

Mischpräparate sollten weitestgehend vermieden werden, da die krankheitsauslösende Komponente oft nicht zu klären ist.

Antibiotika: Penicillin kann allergische wie auch pseudoallergische Reaktionen hervorrufen. Eine Penicillinallergie ist bei Allergikern ebenso häufig wie bei Nichtallergikern. In der Vergangenheit kam es häufiger vor, dass Penicillinallergiker auf das Fleisch von Tieren reagierten, die mit Penicillin behandelt wurden. Dies ist in Deutschland verboten. Für die Nutztierzucht werden heute Antibiotika verwendet, die beim Menschen nicht eingesetzt werden.

Blutersatzmittel: Blutvolumenersatz bei Blutverlust oder Kreislaufkollaps (z. B. HAES) führen selten zu pseudoallergischen Reaktionen.

Enzympräparate: Enzyme aus Nahrungsmitteln in Medikamenten können Allergien auslösen (s. Seite 114).

Formaldehyd: Bei Formalin-Kontaktallergie kann es selten durch die Verwendung in Medikamenten zu allergischen Reaktionen kommen.

Hustenblocker: Codein setzt Histamin frei und sollte daher bei Patienten mit Asthma, Urtikaria und/oder Quincke-Ödemen vermieden werden.

Herz- und Blutdruckmittel: Bei Herz- und Kreislauf-Erkrankungen werden häufig Betablocker gegeben. Bei Asthma wie auch bei spezifischer Hyposensibilisierungsbehandlung (Heuschnupfen, Insektengift-Allergie) dürfen sie nicht eingesetzt werden, da sie einerseits das Asthma verstärken können, andererseits allergische Erkrankungen begünstigen können oder Ekzeme verstärken.

Bei Asthma darf Codein nicht eingesetzt werden, da es das Abhusten von Schleim verhindert.

Bluthochdruckmittel wie z.B. ACE-Hemmer können sowohl Urtikaria und Quincke-Ödeme auslösen als auch begünstigen. So genannte Calciumantagonisten tun dies in der Regel nicht.

Eine Jodsalz-Allergie gibt es nicht!

Jodhaltige Kontrastmittel: Jodhaltige Kontrastmittel können pseudoallergische Reaktionen auslösen (Nesselsucht, Quincke-Ödeme, anaphylaktischer Schock, Asthma u.a.). Die modernen Kontrastmittel tun dies seltener. Jodsalz hat nichts mit der Jodverbindung im Kontrastmittel zu tun.

Lokalanästhetika (lokal anzuwendende Betäubungsmittel): Allergische wie auch pseudoallergische Reaktionen sind möglich (Novocain- oder Procain-Typ). »Amid«-Lokalanästhetika sind zu bevorzugen. Benzoesäure oder Schwefelverbindungen als Konservierungsmittel müssen vermieden werden (Einmal-Ampullen). In manchen Betäubungsmitteln (Zahnarzt) wird Adrenalin zugesetzt zur Einschränkung der Blutung. Herzklopfen und Kreislaufstörungen sind möglich, sie sind aber weder allergisch noch pseudoallergisch.

Narkosemittel: Die meisten Narkosemittel sind allergologisch unbedenklich. Barbiturate setzen Histamin frei und sollten bei Allergikern nicht gegeben werden.

Schmerzmittel: Am häufigsten löst Acetylsalicylsäure (Aspirin) pseudoallergische Reaktionen aus (Nesselfieber, Schnupfen, Asthma, Quincke-Ödeme, auch anaphylaktoider Schock). An zweiter Stelle stehen Schmerzmittel vom Novalgin-Typ sowie nichtsteroidale Rheumamittel. Es gibt Ausweichpräparate.

Tierische Organextrakte: Bei Tier- und/oder Fleischallergikern können Extrakte von Rind- und Schweinefleisch, Gonaden und Thymusdrüsen (z.B. Frischzellenbehandlung) schwerste allergische Reaktionen hervorrufen. Fischölkapseln sind bei Fischallergikern zu meiden.

Impfstoffe: Impfungen sind heutzutage unverzichtbar. Ein genereller Verzicht kann lebensgefährlich werden. Bei Ekzemen und anderen allergischen Erkrankungen können Hygieneinstitute (an Universitäten) meist weiterhelfen (z. B. Impfstoffe aus anderen Ländern mit anderer Zusammensetzung). Wenn überhaupt, so sind Hühner-ei-Allergiker besonders zu berücksichtigen, da Impfstoffe gegen Gelbfieber, Grippe, FSME, Masern, Mumps, Röteln und Tollwut aus Geflügelembryonen gezüchtet werden. Jedoch gibt es viele Hühnereiallergiker, die sie dennoch vertragen. Probeimpfungen in kleiner Dosierung werden in Hygieneinstituten durchgeführt.

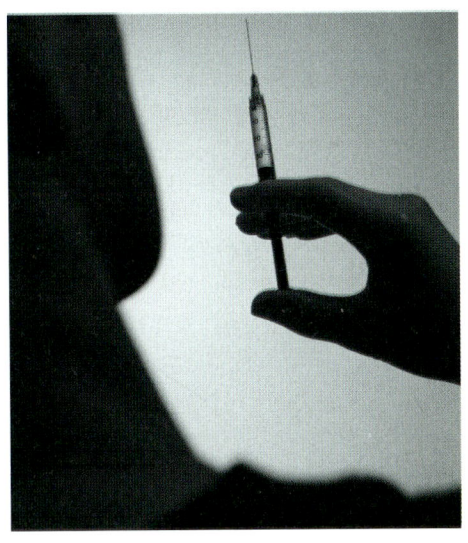

Es ist Aufgabe des allergologisch erfahrenen Arztes Hinweise zu geben, welche potenziellen Risiken bei allergischen Erkrankungen bestehen.

In Hygieneinstituten können Probeimpfungen durchgeführt werden.

»Überimmunisierung«

Gut zu wissen

Bei Allergikern kommt es überaus häufig zu starken Schwellungen bei Tetanusimpfungen – eine der häufigsten Impfungen. Ursache ist eine »Überimmunisierung« durch zu häufiges Impfen, nur selten ist es eine allergische Reaktion auf den Impfstoff selbst oder Zusatzstoffe. Ob der Impfschutz noch ausreichend ist, kann durch eine Blutuntersuchung geklärt werden.

Vitamine: Natürliche Vitamine in Nahrungsmitteln führen niemals zu allergischen Reaktionen. B-Vitamin-Allergien sind selten (Tabletten, Spritzen).

● Naturheilmittel, die Allergien auslösen können

Naturheilmittel verursachen »echte« allergische Reaktionen.

Nicht zu unterschätzen ist, dass in vielen Arzneimitteln Pflanzen (die auch verzehrt werden) in ganzer Form oder in Auszügen verwendet werden (innere und äußere Anwendung). Es gibt hunderte solcher Produkte für die Mundpflege, für Verdauungsstörungen, Leber-, Nieren- und Blasenleiden, Hals-Nasen-Ohren-Erkrankungen, Atemwegserkrankungen u. v. a. Auch Echinacin (vermutete Stärkung der Abwehr), Mistelextrakte (Krebstherapie) und »Gesundheitstees« gehören in diese Reihe.

Gut zu wissen

Pflanzenauszüge bei Hauterkrankungen

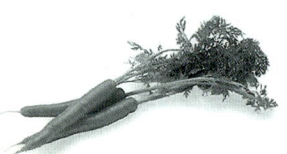

Sowohl bei atopischer Dermatitis (Neurodermitis) wie auch bei anderen Ekzemarten kann es durch die gestörte Hautfunktion verstärkt zu Kontaktallergien an der Haut kommen, z. B. durch Aloe, Anis, Arnika, Dill, Mohrrübe, Petersilie, Pfefferminze, Ringelblume, Rosmarin. Besteht eine entsprechende Nahrungsmittel-Allergie, muss dies berücksichtigt werden.

● Sondennahrung, »Astronautenkost«, Energy drinks

Bei schweren Krankheiten, Operationen und Unfällen wird nicht selten eine Sonden- oder Astronautenkost verabreicht. Diese kann Milch-, Soja- und Eiprodukte enthalten; auch Sportler verwenden solche Energy drinks.

Allergien durch Kosmetik und Körperpflegeprodukte

Seit alters her werden Pflanzen in der Kosmetik und Körperpflege eingesetzt; in jüngster Zeit eher mehr als weniger. Dem »Zeitgeist« folgend werden pflanzliche Inhaltsstoffe in der Kosmetik als »natürlich« und damit als »nebenwirkungsfrei« angesehen.

Auch hier ist die Zahl der eingesetzten Nahrungsmittel schon endlos geworden, wobei selten begründet werden kann, was potenzielle Nahrungsmittel in Kosmetik und Körperpflege wirklich bewirken können. Wie auch bei Naturheilmedikamenten finden sich Auszüge zahlreicher Früchte, Hühnerei, Milchprodukte, Kamillenblüten, Nussextrakte, Getreide und Wiesenkräuter. Durch das Auftragen auf die Haut kann es sowohl an der Haut selbst als auch durch Aufnahme ins Blut an anderen Organsystemen zu allergischen Reaktionen kommen.

Allergenreduzierte Produkte für Ekzeme und empfindliche Haut gibt es von ROC, Linique und Roche-Posay.

Diese Umstände sind insbesondere bei »allergiegeneigten« Säuglingen zu beachten (z. B. Kinderpuder mit Kuhmilch, Molkebäder bei Ekzemen).

> ▶ Alles was man essen kann, gehört nicht in die Körperpflege des Allergikers!

Zu berücksichtigen sind bei Atemwegserkrankungen Mittel, die zu einer Allergenbeladung der Innenluft führen: Ätherische Öle, Aufgüsse in der Sauna, Duftsprays im Haushalt (auch Putz- und Waschmittel).

● Pflanzenauszüge in Parfüms und Duftwässern

Eine Deklarationspflicht besteht nicht, es sind streng gehütete Betriebsgeheimnisse. Zum Einsatz kommen Auszüge von Obst, Kräutern und Gewürzen, Gräsern, Nüssen in großer Zahl.

Nahrungsmittelstaub im Wohnbereich

Der »Hausstaub« ist als Quelle allergischer Reaktionen durch die Hausstaubmilbe (Hauptallergen) bekannt. Er setzt sich jedoch aus weiteren Komponenten zusammen, wobei auch Nahrungsmittel eine Rolle spielen. Durch Inhalation oder Hautkontakt kann es bei entsprechender Sensibilisierung zu Atemwegserkrankungen, Urtikaria und Quincke-Ödemen kommen.

> ▶ Bei bekannten Nahrungsmittel-Allergien empfiehlt sich eine Revision im Wohnbereich und ggf. Elimination entsprechender Allergenquellen.

Werden Tiere gehalten, so können die Futter- und Pflegemittel zu »Hausstauballergenen« werden, beispielsweise Fische und Schalentiere in Katzenfutter, Fleisch und Getreideprodukte in Hundefutter, Getreidekörner in Vogelfutter, Anis im Vogelsand.

In Betten und Matratzen wird neuerdings Hirse-, Dinkel- und Buchweizen sowie Roggenstroh eingearbeitet, diese sollten daher von Pollenallergikern vermieden werden. Hühnerei-Allergiker sollten Federbetten vermeiden (Kreuzallergenität).

Ficus-benjamini-Pflanzen sind hochallergen. Durch Kreuzallergenität können Feigen- und Latexallergien sowie Latex-assoziierte Nahrungsmittel-Allergien induziert werden.

Nahrungsmittel selbst verteilen sich zwangsläufig beim Auspacken, Bearbeiten, Kochen und Essen von selbst im Hausstaub.

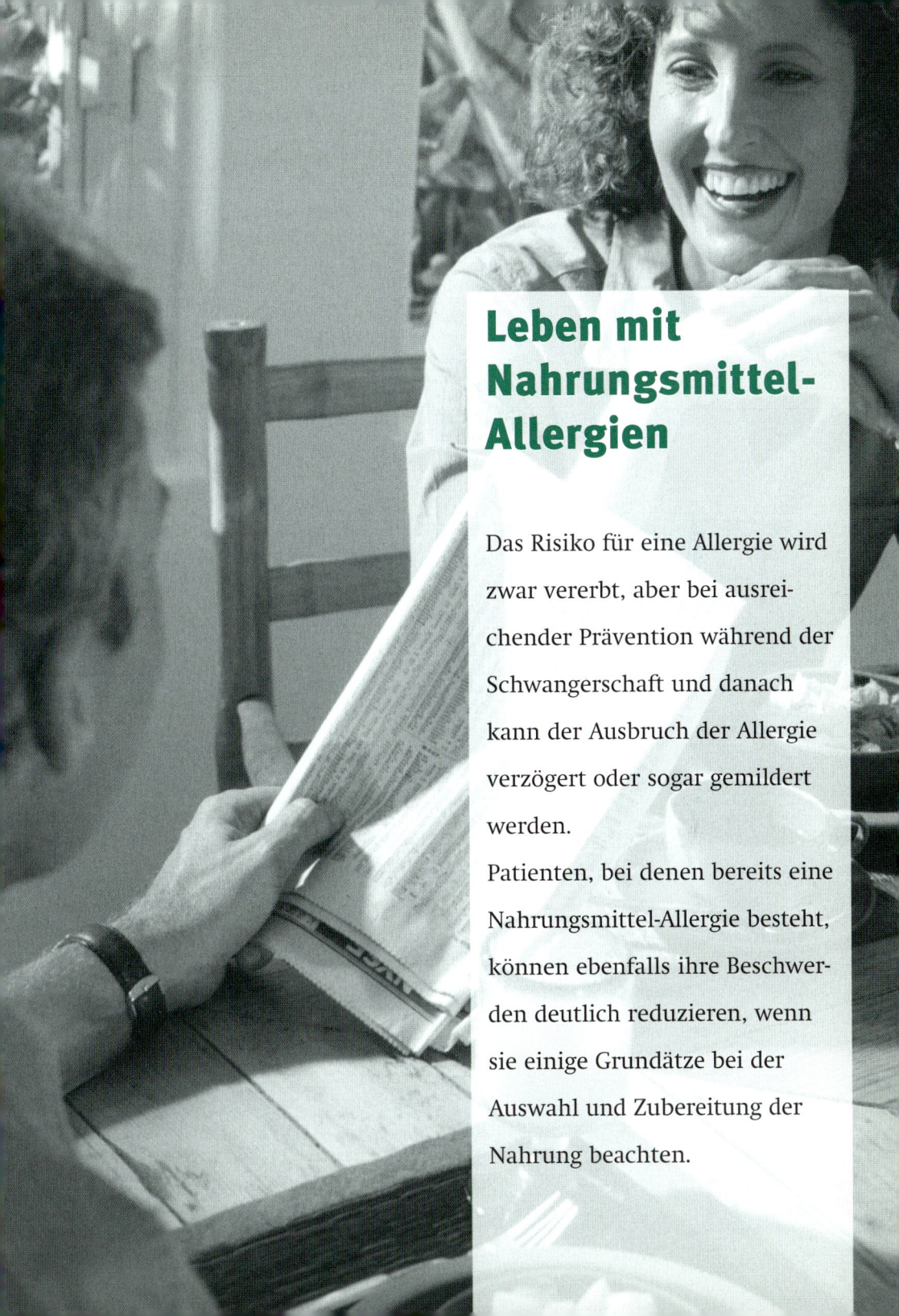

Leben mit Nahrungsmittel-Allergien

Das Risiko für eine Allergie wird zwar vererbt, aber bei ausreichender Prävention während der Schwangerschaft und danach kann der Ausbruch der Allergie verzögert oder sogar gemildert werden.

Patienten, bei denen bereits eine Nahrungsmittel-Allergie besteht, können ebenfalls ihre Beschwerden deutlich reduzieren, wenn sie einige Grundätze bei der Auswahl und Zubereitung der Nahrung beachten.

Allergie und Kinderwunsch

Die Neigung zur Allergie wird vererbt, nicht die Erkrankung selbst!

Wenn Allergiker sich ein Kind wünschen, so stellt sich die Frage, inwieweit sich durch Vererbung auch beim Kind allergische Erkrankungen einstellen können. Eine Vorhersage ist natürlich nicht immer sicher möglich, wir verfügen nur über statistische Erfahrungen.

Leidet ein Elternteil unter einer allergischen Krankheit, so ist zu etwa 30 % damit zu rechnen, dass das Kind die Allergie*neigung* erbt. Das bedeutet aber nicht, dass eine Krankheit auch tatsächlich ausbricht. Ob und in welchem Umfang es erkrankt, ist von vielfältigen äußeren Umständen abhängig.

Sind beide Elternteile Allergiker mit klinischen Krankheitsbildern gleicher Art, so ist zu etwa 70 % mit der Vererbung der Allergieneigung zu rechnen, wobei wiederum nicht jedes Kind erkranken muss, wenn es dieses Erbgut in sich trägt.

● Bei Risiko: so wenig Allergene wie möglich!

Man schätzt, dass in Deutschland etwa 5 % der Neugeborenen so genannte Hochrisiko-Allergiekinder sind. Sie haben Eltern, die mehrere allergische Erkrankungen haben, beispielsweise Heuschnupfen, Asthma und Neurodermitis. Für diese Hochrisiko-Kinder gelten heute in Europa bestimmte Empfehlungen für vorbeugende Maßnahmen.

▶Vorbeugung kann die Entstehung einer allergischen Erkrankung zwar nicht immer verhindern, aber dazu beitragen, dass bestimmte Krankheitsbilder abgeschwächt oder wesentlich später auftreten.

Für Säuglinge und Kleinkinder mit Allergierisiko kann dies schon ein wesentlicher Vorteil sein. Wenn beispielsweise eine atopische Dermatitis (Neurodermitis, Ekzem) trotz sorgfältiger

Allergieprävention auftritt, so verläuft sie in der Regel in einer wesentlich milderen Form.

Die Allergieprävention beim neugeborenen Kind umfasst allerdings nicht nur die Ernährung. Auch im häuslichen Milieu und beim Lebensstil muss ein allergenarmes Umfeld berücksichtigt werden.

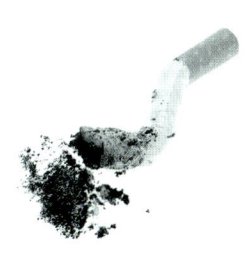

> ▶Nahrungsmittel-, Inhalations- und Kontaktallergene, schlechte Luftqualität und Nikotin (Zigarettenrauch) begünstigen einander; deshalb ist eine Prävention nur dann erfolgreich, wenn alle relevanten Fakten gleichzeitig eliminiert werden.

Für das Entstehen allergischer Erkrankungen werden über die ererbte Anfälligkeit hinaus vielfältige Umwelteinflüsse inklusive der Ernährung verantwortlich gemacht. Im frühen Lebensalter gibt es offensichtlich Phasen, in denen Risikokinder besonders leicht zu sensibilisieren sind, das heißt, dass sich leicht Antikörper gegen Umweltallergene bilden. Bei Säuglingen ohne Allergieneigung im Erbgut scheinen diese Einflüsse eine wesentlich geringere Bedeutung zu haben.

● Die Ernährung der werdenden Mutter

In Einzelfällen kann es empfehlenswert sein, dass die werdende Mutter, wenn sie in der Vergangenheit selbst gegen Kuhmilch oder Hühnerei allergisch war, diese Produkte meidet. Es muss dann mit dem Arzt und Ernährungsberater genau besprochen werden, welche Austauschprodukte sinnvoll und nötig sind. Die Sicherstellung der Ernährung des ungeborenen Kindes wie auch der Mutter muss immer Vorrang haben. Beim Überdenken möglicher Risiken darf dies nicht aus dem Auge verloren werden.

In Einzelfällen scheint es vorgekommen zu sein, dass Allergene über den Mutterkuchen auf den Säugling übertragen wurden.

Vorbeugung von Nahrungsmittel-Allergien bei Hochrisiko-Kindern

Über die Möglichkeit der Allergieprävention in der Stillzeit wurde in den letzten Jahren umfangreich geforscht. Mittlerweile besteht in Europa ein Konsens über präventive Diätempfehlungen bei Säuglingen mit einem erhöhten Allergierisiko für die ersten drei Lebensjahre.

Gut zu wissen

So schützen Sie ihr Neugeborenes vor Allergien

1. Es sollte ausschließlich gestillt werden für 4 bis 6 Monate – wenn möglich.

2. Kuhmilch sollte auf jeden Fall für das 1. Lebensjahr vermieden werden – d. h. Verabreichung hypoallergener Säuglings-Formula, wenn nicht voll gestillt wird.

3. Möglichst späte Einführung von Beikost ab dem 7. Lebensmonat (wenn voll gestillt wird).

4. Vermeidung von Kuhmilch, Hühnereiern, Fisch, Nüssen, Erdnüssen im 1. Lebensjahr.

Sollte bei der Mutter eine Allergie gegen sehr potente Allergene bekannt sein (auch wenn sie vielleicht nur im Säuglingsalter vorlag), so empfiehlt sich eine Vermeidung *dieser* Allergene (z. B. Kuhmilch und/oder Soja, Erdnuss, Fisch, Haselnuss, Hühnerei). Aufgrund des gesteigerten Nährstoffbedarfes der stillenden Mutter muss diese Entscheidung sehr sorgfältig und nur auf Empfehlung des allergologisch behandelnden Arztes getroffen werden. Insbesondere ist sorgfältig abzuwägen, ob der Mutter die Kuhmilch in der Stillzeit verboten werden sollte.

Auf Kuhmilch muss die Mutter während des Stillens nur in sehr seltenen Fällen verzichten.

Kann die Mutter nicht ausreichend lange stillen, besteht die Möglichkeit der Gabe von hydrolysierter Säuglingsnahrung (s. u.) – jedoch nicht »auf Verdacht«, sondern sorgfältig mit dem Kinderarzt abgestimmt.

Ebenso sorgfältig muss die Entscheidung darüber sein, welche Nahrungsmittel für die Ernährung des Säuglings und Kleinkinds gegeben werden. Auch hier empfiehlt sich keine verdachtsweise Vermeidungsstrategie, da die Sicherstellung der Ernährung wie auch die Lebensqualität der Kinder beachtet werden muss.

Keine Diäten auf Verdacht!

Gut zu wissen

Karenzdiäten mit wesentlichen Grundnahrungsmitteln dürfen nicht auf Verdacht hin durchgeführt werden, schon gar nicht Jahrzehnte lang. Auch für das allergische Kind ist die Milch ein äußerst wertvoller Nährstoff wegen seines Gehalts an Proteinen, Mineralstoffen, Calcium, Vitamin B_2 und Vitamin D. Eine Mangelernährung im Kindesalter kann kaum rückgängig gemacht werden (z. B. Knochenwachstum).

Vorübergehende Karenzdiäten können jedoch zu *diagnostischen Zwecken* eingesetzt werden. Eine eindeutige Verschlechterung des Hautbefundes bei Neurodermitis nach Wiedereinführen eines über einige Wochen vermiedenen Nahrungsmittels kann zu weiteren Entscheidungen verhelfen.

Der Einsatz dieser diagnostischen Möglichkeit ist im Einzelfalle sehr individuell, so dass generalisierte Rahmenempfehlungen nicht gegeben werden können. Gleiches gilt auch für die von Altersklasse zu Altersklasse unterschiedlichen Ernährungsempfehlungen. Für jedes Kind bedarf es einer individuellen Ernährung, die mit dem behandelnden, allergologisch versierten Kinderarzt und in Kooperation mit einer Ernährungsfachkraft besprochen werden muss.

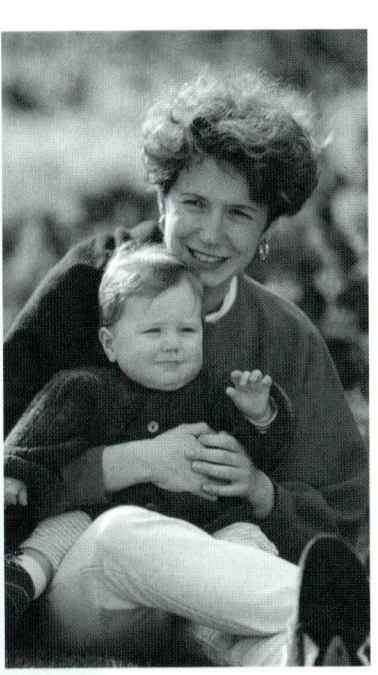

Ernährungsempfehlungen müssen immer individuell gegeben werden.

Kommt es zu ausgeprägten Magen-Darm-Störungen mit Durchfällen, Bauchschmerzen, ggf. Erbrechen und Gedeihstörung, muss es sich *nicht grundsätzlich* um eine Nahrungsmittel-Allergie handeln – auch wenn die Eltern evtl. allergisch sind.

Zu denken ist u.a. auch an eine Zöliakie (kindliche Sprue), an einen Laktasemangel der Dünndarmschleimhaut sowie an alle möglichen anderen Erkrankungen. Diese Kinder müssen kinderärztlich komplett untersucht werden.

▶Grundsätzlich keine Diätempfehlung vor Klärung der Diagnose (s. Seite 21f)!

● Ernährung mit Hydrolysatnahrung

Die so genannten »hypoallergenen Formula« sind Kuhmilch-Ersatzprodukte und entstehen durch die Bearbeitung primärer Proteine der Kuhmilch (Kasein, Molke) sowie Soja, Fleischkollagen (vom Schwein) oder Aminosäuren durch enzymatische Spaltung, starke Erhitzung oder Ultrafiltration. Dabei wird in unterschiedlichem Umfang der Allergengehalt reduziert. Es gibt also stärkere und schwächere Hydrolysate für die Ernährung des Säuglings (s. Tabelle). Bei Hochrisiko-Kindern (s. Seite 158) werden auf jeden Fall die stark hydrolysierten Produkte bevorzugt, da die schwächer hydrolysierten Produkte im Einzelfalle noch allergische Reaktionen auslösen können.

▶Vitamin D, das in der Muttermilch enthalten ist, sollte bei Hydrolysat-Ernährung durch Vitamin-D-Präparate zugeführt werden. Diese sollten frei von Erdnussöl sein.

Der höchste Hydrolysierungsgrad ergibt sich durch Aufspaltung des jeweiligen Ausgangsproduktes in freie Aminosäuren (= die kleinsten Bausteine der Eiweiße), die keinen Allergencharakter mehr haben, jedoch weniger gut schmecken. Da der Säugling aber noch keine Geschmacksorientierung hat, werden diese Produkte in der Regel gut toleriert.

▶Die Hydrolysate müssen vom Arzt verordnet werden und können nicht von den Eltern selbst ausgesucht werden!

● **Tab. 20: Hypoallergene Hydrolysate; Auswahl erfolgt nach ärztlicher Verordnung.**

Ausgangsprodukt	Hydrolysatnahrung
	schwach hydrolysiert
Molke	Aletemil H.A. (Nestlé) Humana H.A. (Humana) Beba H.A. 1 und 2 (Nestlé) Aponti H.A. (Aponti) Milesan H.A. (Milchwerke Mittelelbe)
	mäßig hydrolysiert
Molke und Kasein	Aptamil H.A. 1 und 2 (Milupa) Milumil H.A. 1 und 2 (Milupa)
Molke	Hipp H.A. (Hipp)
	stark hydrolysiert
Kasein	Nutramigen (Mead Johnson) Pregestimil (Mead Johnson)
Molke	Alfaré (Nestlé)
Soja und Schweinekollagen	Pregomin (Milupa)
Freie Aminosäuren	Neocate (SHS) Pregomin AS (Milupa)

● **Ernährungsaufbau bei Allergie-gefährdeten Kindern**

Studien haben ergeben, dass normal ernährte Kinder innerhalb des ersten Lebensjahres bereits alles »im Munde hatten«, was der Lebensmittelmarkt hergibt – alles wurde schon mal probiert. Diese frühzeitige Konfrontation und »Überladung« mit potenziellen Allergenen ist für Allergie-Risikokinder möglicherweise fatal. Verständlicherweise besteht bei der Mutter der Wunsch, das Kind gut und vielfältig zu ernähren.

Für den Säugling kommt es nicht darauf an eine Vielzahl an Gemüsen und Getreiden zu sich zu nehmen, sondern die *richtige* Nahrung. Die Säuglingskost sollte daher überaus einfach strukturiert sein, was dem Kinde in der Regel gar nicht auffällt.

Gut zu wissen

Ernährungsempfehlungen für das 1. Lebensjahr

1. Wenn möglich, bis zum 6. Monat stillen. Sollte dies nicht möglich sein, Einsatz einer hydrolysierten Formula oder Elementardiät, freie Aminosäuren – starke Hydrolysate, evtl. H.A.-Nahrung.

2. Im 7. Lebensmonat Einführung von Gemüse, Kartoffel, Fleisch – in Breiform.

3. Ab dem 8. Lebensmonat Getreidebrei.

4. Ab dem 9. Monat Getreide-Obstbrei.

5. Ab dem 10. Lebensmonat: Langsamer Übergang in eine Normalkost.

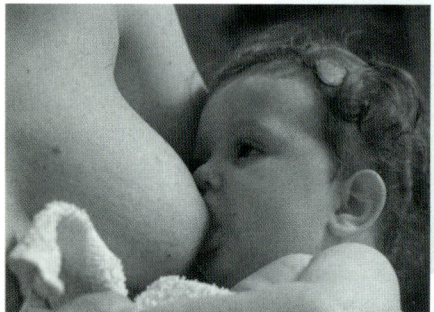

Stillen – die beste Allergieprävention.

● **»Gläschenkost«**

Gläschenkost hat den Nachteil, dass sie ebenfalls häufig Allergenüberladen ist. Beispielsweise ist Sellerie in der Gläschenkost immer noch die Regel, es wäre eigentlich zu vermeiden.

▶Gläschen sollten in der Regel immer nur ein Produkt enthalten – bei Gemüse möglichst eine Sorte; Gleiches gilt für Obst.

Die Kost kann natürlich auch selbst hergestellt und in der Gefriertruhe portioniert bis zum Verbrauch eingefroren werden. Das ist auch billiger.

Weniger aus allergologischer, mehr aus allgemeiner Sicht bedarf es einer sorgfältigen Auswahl des Trinkwassers (Nitrat!).

Eine individuelle Entscheidung ist die Frage, ab wann die Kuhmilch eingeführt werden kann (Arztentscheidung!); mitunter ist dies nach Ablauf des 1. bis 2. Lebenshalbjahres möglich.

Ersatz der Kuhmilch durch Sojamilch?

Gut zu wissen

Als es noch keine Hydrolysate gab, wurde Kuhmilch regelmäßig gegen Sojamilch ausgetauscht, was aber zur Folge hatte, dass recht viele Sojaallergien entstanden sind, da Soja ein starkes Allergen darstellt. Deshalb wurde in den vergangenen Jahrzehnten auf den Austausch durch Sojamilch verzichtet.

Heute geht der Trend dazu, evtl. doch wieder Sojamilch als natürliches Nahrungsprotein einzusetzen – ob dies auch sinnvoll ist, darüber sind die Akten noch nicht geschlossen.

Geklärt ist aber, dass die Gabe von Zucker keinen Einfluss auf allergische Erkrankungen hat, z. B. bei der atopischen Dermatitis.

Zucker ist kein Allergen!

● Die Ernährung des Kleinkinds

Kuhmilch-Allergien bei Kindern verschwinden in über 80 % spontan zwischen dem 6. und 8. Lebensjahr, manchmal auch schon wesentlich früher. Dies festzustellen ist Aufgabe des allergologisch behandelnden Kinderarztes, der in regelmäßigen Abständen Haut- bzw. Bluttests durchführen sollte.

▶Grundsätzlich empfiehlt es sich, die Mahlzeiten für das Kind aus unbehandelten Grundnahrungsmitteln (Getreide, Gemüse, Früchte, Fleisch, Geflügel, Fisch) selbst herzustellen und keine vorgefertigten Produkte zu verwenden.

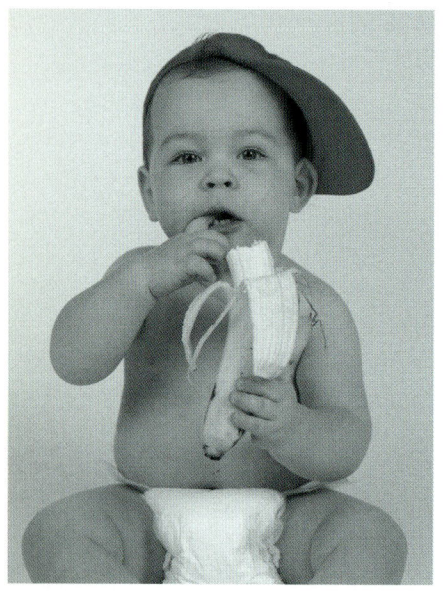

Bleibt eine Kuhmilch-Allergie länger bestehen, gelten die Ernährungsempfehlungen ab Seite 165.

Die Probleme beginnen in der Regel bei Beginn der Außerhausverpflegung (Kindergeburtstage, Kindergarten). All zu viele Verbote sind hier nicht angebracht, da sie dazu führen können, dass sich das Kind von der Gemeinschaft ausgeschlossen fühlt. Jedoch sollten die Lieblingsprodukte der Kinder wie Süßigkeiten, Ketchup usw. bei Kuhmilch-Allergie ersetzt werden (s. Seite 177 ff).

Der Gehalt an Calcium und Vitaminen in wichtigen Nahrungsmitteln kann z. B. in Nährstofftabellen nachgelesen werden (s. Literaturempfehlungen, Seite 186).

Kinder sensibilisieren sich gegen pflanzliche Nahrungsmittel in dem Umfang, wie ihre Kost der der Erwachsenen angeglichen wird.

● Allergieprävention bei der Körperpflege

Unsere Industriegesellschaft bringt uns zunehmend zu der Annahme, dass unsere Kinder durch Chemikalien allergiekrank werden, insbesondere an der Haut. Dies trifft nur zum Teil zu.

> ▶Viele Kontaktallergien der Haut, die beispielsweise bei Neurodermitis besonders ungünstig sind, werden durch Pflanzenstoffe in Körperpflegemitteln ausgelöst.

Es ist auch nicht sinnvoll, dass Kinder in Soja- und Molkebädern baden. Achten Sie auch darauf, dass im Kinderpuder keine Kuhmilchproteine enthalten sind (s. auch Seite 153).

Ernährungsempfehlungen bei Nahrungsmittel-Allergien

Einer der Hauptgründe für die Zunahme von Nahrungsmittel-Allergien liegt darin, dass die Zahl der verschiedenen am Tag verzehrten Nahrungsmittel und -bestandteile zunehmend immer größer wird (Verbreiterung des Sensibilisierungsspektrums).

Daher ist bei Nahrungsmittel-Allergikern eine Rückkehr zu bewährten Ernährungsgewohnheiten (= Versorgung aus der eigenen Küche) sinnvoll. Dies bedeutet nicht, dass die Kost weniger vielfältig und eintönig im Geschmack sein muss. Selbst in Kochbüchern aus Omas Zeiten finden sich häufig wertvolle Tipps für eine einfache Zubereitung sehr schmackhafter und abwechslungsreicher Speisen. Es gilt also, Bewährtes mit neuen Ideen zu verbinden. Nur dann macht eine Allergiediät Freude und bringt den gewünschten Erfolg. Ein weiterer Vorteil ist, dass die Weiterentwicklung von Allergien (Ausweitung des Sensibilisierungsspektrums) erfahrungsgemäß wesentlich geringer wird.

Gut zu wissen

Vermeiden Sie eine »Allergenüberladung«

Verzichten Sie auf Fertigprodukte aus Tüten oder Dosen – wenn möglich auch im Restaurant oder in der Kantine.

Die Ernährung sollte einfach strukturiert sein, d. h. möglichst wenige Zutaten enthalten.

Bekannte potente (aggressive) Allergene sollten Sie grundsätzlich vermeiden (s. Seiten 44, 56).

● Zunächst wichtig: die richtige Diagnose

Eine sinnvolle Allergiediät (Vermeidung krank machender Nahrungsmittel-Allergene) oder eine so genannte Intoleranzdiät (Vermeidung von Zusatzstoffen oder Nahrungsmittel, die krankheitsauslösende Substanzen enthalten) bedarf auf jeden Fall zunächst einer ordentlichen Diagnose (s. auch Seite 21 f). Als Ergebnis der einzelnen Diagnoseschritte steht am Ende eine individuelle »Erlaubtliste«, die Ihnen der Arzt erstellt.

Wenn es durch diagnostische Verfahren gesichert ist, welche Nahrungsmittel oder Zusatzstoffe Symptome oder Krankheitsbilder auslösen, müssen für die anschließende Diätempfehlung weitere individuelle Detailfragen beantwortet werden.

Gut zu wissen

So erstellen Sie ihren persönlichen Speiseplan

1. Welche Erkrankung liegt vor? (z. B. Asthma, Ekzem, Kopfschmerzen, Magen-Darm-Beschwerden)

2. Handelt es sich um ein gelegentlich auftretendes Krankheitsbild oder um eine chronische Erkrankung?

3. Ist bei wiederholtem Kontakt mit den Allergenen mit einer geringfügigen Symptomatik im Sinne einer bloßen Belästigung, mit einer mittelschweren oder gar lebensbedrohenden Erkrankung (anaphylaktischer Schock) zu rechnen?

4. Handelt es sich bei den Allergenen um notwendige Grundnahrungsmittel? (Unterschiede zwischen Kindern und Erwachsenen sind zu berücksichtigen.) Oder verstecken sich hier Allergene in Nahrungsmitteln, auf die man leicht verzichten kann?

5. Muss das Allergen/Pseudoallergen vollständig gemieden werden? Zusatzstoff-Intoleranzreaktionen sind dosisabhängig.

6. Welche Lebensmittel oder Zusatzstoffe können bedrohlich werden?

7. Können die betreffenden Nahrungsmittel evtl. in anderer Darreichungsart (gekocht? in kleineren Mengen?) zugeführt werden?

8. Welche Nahrungsmittel sind im Hinblick auf vorbeugende Überlegungen zukünftig ebenfalls zu vermeiden (z. B. bei Pollenallergikern)?

Alle diese Fragen können nach ausreichender Diagnostik nur mit dem Arzt zusammen beantwortet werden und stellen die Grundlinie dar, anhand derer die Empfehlungen für die individuelle Ernährung erarbeitet werden können.

Die Aufgabe des Ernährungsberaters ist es, die Notwendigkeit einer Diät in eine praktikable Ernährungsempfehlung umzusetzen. Müssen Grundnahrungsmittel gemieden werden, muss nach einem Ersatz gesucht werden, um alle notwendigen Nährstoffe zuzuführen. Fallen Lebensmittel weg, die für die Zubereitung von Speisen notwendig sind, muss auch hierfür ein Ersatz gefunden werden.

Wie schon mehrfach gesagt, ist es nicht empfehlenswert, die Nahrung ausschließ-

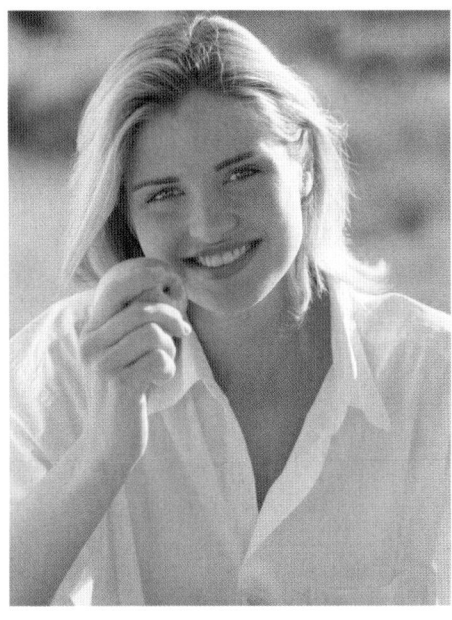

Die Kost des Allergikers ist grundsätzlich individuell – eine so genannte »Allergiediät«, die auf jeden Patienten passt, gibt es nicht.

lich anhand der Angaben des Patienten oder des Fragebogens oder Hauttests aufzubauen. Es kann durchaus der Fall sein, dass z. B. Kuhmilch nur in roher Form nicht vertragen wird, in gekochter Form aber gut. Bei Kuhmilch-Allergikern *ohne* Kasein-Sensibilisierung kann auf Milcharten anderer Tierspezies ausgewichen werden. Butter muss keinesfalls grundsätzlich vermieden werden, gelegentlich ist auch Sahne möglich.

Wenn die Diagnose gestellt ist, verlangen häufig Patienten nach so genannten »Verbotslisten«, die die zu meidenden Nahrungsmittel nennen. Sind diese jedoch nicht individuell auf den Patienten abgestimmt, sind sie wenig hilfreich. Die Produkte sind heute nicht mehr konstant, die Zutatenlisten ändern sich ständig. Außerdem ist es äußerst schwierig, nach einer solchen Liste einkaufen zu gehen. Es wäre daher wesentlich hilfreicher, wenn man vom Arzt eine Liste bekäme, welche Nahrungsmittel man in welcher Form oder ggf. gar nicht verzehren darf. Diese so genannte Positivliste (»Erlaubtliste«) gibt wesentlich mehr Sicherheit für den Speiseplan.

● Grundsätzliche Empfehlungen für Allergiker

Die Ernährung für Allergiekranke sollte einerseits berücksichtigen, was derzeit nicht verträglich ist, andererseits auch innerhalb gewisser Grenzen vorbeugend sein. Beispielsweise wissen wir, dass Baumpollen-Allergiker, die meist als erstes an einer Apfelallergie erkranken, über kurz oder lang auch Haselnuss-Allergien erwerben. Wenn dies noch nicht der Fall ist, sollte man dem Patienten dies trotzdem schon sagen. Haselnüsse sollten dann möglichst selten verzehrt werden. Jedoch ist nicht alles vorhersehbar!

Bei der Konzeption des Speiseplanes muss auch auf die Lebensqualität geachtet werden. Nicht immer ist es erforderlich, ein bestimmtes Allergen bis hin zu Spuren zu vermeiden.

Die Sicherstellung der Ernährung, d. h. die ausreichende Zufuhr von Fetten, Eiweiß, Kohlenhydraten, Vitaminen und Spurenelementen hat oberste Priorität. Mitunter muss man hier kleine Kompromisse machen und diskrete Symptome in Kauf nehmen – in den meisten Fällen ist dies möglich. Handelt es sich um Allergien aus dem Bereich der Grundversorgung (Brot, Milch, Eiweiß, Fleisch, Getreide, Obst und Gemüse), so muss gegebenenfalls mit Hilfe eines Ernährungsberaters nach Alternativen gesucht werden.

1. Die Nahrung sollte möglichst nur aus der eigenen Küche stammen. Fertigprodukte und vorgefertigte Speisenhilfen sollten vermieden werden.

Hunderte von Jahren wurde auf diese Weise gekocht und gegessen, im Zeitalter der Kühltruhe ist auch Vorratshaltung bequem möglich. Es empfiehlt sich daher, größere Mengen zu kochen, zu portionieren und anschließend einzufrieren. Zusatzstoffe sollten im eigenen Haushalt nicht eingesetzt werden – es geht auch ohne »Ready Food« (= vorfabrizierte Speisen und Speisenhilfen, Fertiggerichte, Soßen, Suppen usw.).

2. Die Zahl der täglich verzehrten Nahrungsmittel sollte begrenzt sein.

Schon alleine dadurch kommt es zu einer Allergenentlastung und einer weniger starken Anregung des Immunsystems für Abwehrreaktionen. So sollte also z. B. nur *eine* Sorte Brot an einem Tag, *eine* Wurstsorte, *eine* Käsesorte, *eine* Beilage, *ein* Gemüse, *ein* Fleisch/*ein* Fisch oder *ein* Ei verzehrt werden. An den Folgetagen einer Woche kann dann jeweils eine andere Brotsorte, ein anderes Fleisch, ein anderes Gemüse, eine andere Marmelade etc. ausgewählt werden. Diese Vorgehensweise wird unter dem Begriff »Rotationsdiät« zusammengefasst. Man muss dabei nicht auf allzu viel verzichten, man sollte lediglich nicht alle verfügbaren Nahrungsmittel an einem Tag verzehren.

3. Seien Sie sparsam mit Gewürzen. Verwenden Sie keine Würzmischungen!

Fertigprodukte sind überwürzt und nur scheinbar vielfältig. In der Tat sind sie aber einseitig, da fast alle Hersteller ähnliche Zutaten einsetzen. Zum Teil werden auch Zutaten verwendet, die noch nicht mal schmackhaft sind, z. B. Kartoffelsalat gewürzt mit Curry. Besinnen Sie sich auf die alten Gewohnheiten, nicht mehr als 2 bis 3 Gewürze pro Rezept einzusetzen. So bleibt der Eigengeschmack der Grundzutaten viel besser erhalten, und nicht alles schmeckt nach Einheitssoßen.

4. Verzehren Sie überwiegend gegarte Kost.

Der überwiegende Anteil der Kost (60 %) sollte bei Allergikern leicht gegart oder gekocht werden, da Hitze viele Nahrungsmittel-Allergene zerstört oder abmildert (s. auch Seite 57). Lassen Sie sich nicht von Empfehlungen über eine so genannte gesunde Ernährung irritieren (z. B. Vollwertkost, Rohkost), denn diese ist bestimmten Allergikern (z. B. bei Pollenallergie) gar nicht zuträglich.

Rohkost ist bei Allergien nicht geeignet.

5. Verzehren Sie Gemüse und Obst der Saison.

Vermeiden Sie
eine Allergen-
überladung!

Wir haben heute die Möglichkeit, fast jedes Obst der Welt und fast jedes Gemüse unabhängig von der entsprechenden Ernte-saison zu verzehren. Dies ist für Allergiker grundsätzlich ungünstig! Es empfiehlt sich der Verzehr von Obst und Gemüse innerhalb der Saison, in der es geerntet wird.

6. Kochen Sie nährstoffschonend.

Mit den geeigneten Garmethoden werden die Nährstoffe ge-schont und der Geschmack des Nahrungsmittels bleibt erhalten. Die Zugabe von Gewürzen erübrigt sich dann. Mit der richtigen Technik kann auch auf viele Zutaten verzichtet werden (s. Seite 172).

7. Finger weg von ideologischen Diäten.

Ernährungsempfehlungen, die mehr auf Glaubensbekenntnis-sen als auf wissenschaftlichen Untersuchungen beruhen, sind für den Allergiker nicht zuträglich. So genannte Immundiäten, Hay'sche Trennkost, Vollwertkost, Kost frei von Schweine-fleisch, Weißmehl oder Zucker u. a. sind dem Allergiker nicht dienlich.

● Verpflegung außer Haus

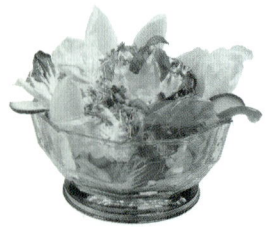

Machen Sie ihren Salat im Restaurant einfach selbst an!

Wenn jemand gegen ein oder zwei Nahrungsmittel allergisch ist, dann spielt es meistens keine besondere Rolle für die Außer-hausverpflegung, wenn es sich nicht um Grundnahrungsmittel handelt. Der Patient wird in der Regel auch bei Außerhausver-pflegung, evtl. nach Rücksprachen mit dem Koch, in Restau-rants, Kantinen und Mensa gut zurechtkommen.

Schwierig wird es, wenn es sich um Grundnahrungsmittel wie Hühnereier, Milch oder Getreide handelt, insbesondere dann, wenn sie auch für Soßen (für Fleisch, Gemüse oder Salat), Suppen oder Nachspeisen verwendet werden. Patienten mit vielfältigen oder sehr bedrohlichen Nahrungsmittel-Allergien sind oft gezwungen, auf Außerhausverpflegung jedweder Art zu verzichten, da nur wenige Zutaten in Restaurants deklariert werden müssen; bei einigen Zusatzstoffen, beispielsweise Konservierungsmitteln, ist es jedoch gesetzlich vorgeschrieben.

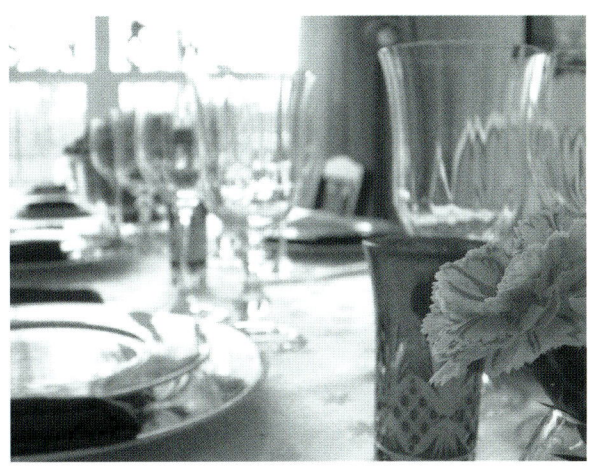

Für manche Patienten kann es durchaus gut möglich sein, die Speisen im Lokal aus der Karte auszuwählen und in ungewürzter Form zu bestellen, z. B. Fleisch ohne Panade und Soße, gekochtes Gemüse ohne Soße.

Suchen Sie sich ein »Stammlokal«, in dem der Koch auf Ihre Wünsche eingeht!

Bei Salaten sollte man es halten wie die Italiener und Franzosen: Hier werden Salate erst am Tisch mit Essig, Öl, Salz, Pfeffer und Zucker selbst angemacht.

In gleicher Weise braucht man auch eine »Stammmetzgerei« und einen »Stamm-Bäcker«: Weiß der Bäcker, warum man nach den Zutaten des Brotes fragt, wird er sich bemühen, Auskunft zu geben. Man kann dann auch meist Rezepte erfahren und gegebenenfalls auch einen Metzger oder Bäcker finden, der bei Abnahme größerer Mengen genau das herstellt, was man unter Vermeidung bestimmter Substanzen (z. B. bestimmte Gewürze, Kräuter, Nüsse oder Samen) an Brot, Kuchen und Wurst essen kann.

Auch das zu Hause mit entsprechenden Zutaten belegte Brot kann über eine Mittagspause hinweghelfen.

▶ Eine spezifische Hyposensibilisierung (»Desensibilisierung«) mit Nahrungsmitteln ist nicht möglich.

Kochtipps für Nahrungsmittel-Allergiker

● Tipps rund ums Kochgeschirr

Manche Nahrungsmittel sind für Allergiker nur gekocht oder gedünstet, nicht aber roh verträglich. In diesen Fällen kommt es auf das richtige Kochgeschirr an, damit Nährstoffe (z. B. Vitamine, Mineralstoffe) wie auch der Geschmack ausreichend erhalten bleiben, da auch die Gewürze beschränkt werden können!

> ▶ Unterversorgung mit Vitaminen oder Geschmacksverlust lassen sich durch geeignetes Kochgeschirr ausgleichen.

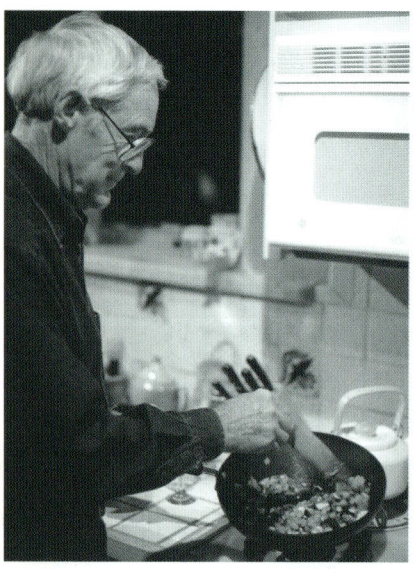

Im Wok bleiben die Speisen knackig und schmackhaft.

Kochgeschirr, das für Allergiker besonders geeignet ist:

Wok: Durch das kurze schnelle Garen bleibt das Gemüse knackig und schmackhaft. Auch geeignet für das Garen von klein geschnetzeltem Fleisch, Fisch und Geflügel.

Tontopf (auch Römertopf): Die Speisen werden im eigenen Saft geschmort und benötigen daher nur wenige würzende Zutaten, da der Eigengeschmack der einzelnen Komponenten so gut wie nicht verloren geht. Auch die Mineralstoffe bleiben erhalten. Für Fisch und Fleisch empfiehlt sich jeweils ein eigener Tontopf.

Dampfgeräte (Schnellkochtopf): Haben etwa die gleiche Eigenschaft wie der Tontopf (weniger Zeitaufwand).

Folien: Das Garen in Alufolie oder Bratbeuteln (Bratschlauch) schont ebenfalls die Nährstoffe und erhält den Geschmack.

● Die Auswahl passender Zutaten

Die Schwierigkeiten beim Einhalten einer Allergiediät liegen meist weniger darin, passende Grundnahrungsmittel für ein Gericht zu finden, als vielmehr in der Auswahl passender Zutaten, die für Geschmacksvielfalt und Abwechslung sorgen. Das trifft z. B. für Marinaden, Soßen, Suppen, Backwaren, Wurst und Süßigkeiten zu.

Es gibt eine Vielzahl von Gemüsesorten, Früchten, Kräutern, Gewürzen, Getreidesorten oder Getreideauszügen, und auch einige tierische Produkte, die selten oder kaum, allenfalls in Einzelfällen, eine allergologische Bedeutung haben. Dabei spielt auch die Art der Zubereitung (z. B. roh, gekocht, eingekocht, geröstet) eine wichtige Rolle. Natürlich gibt es auch Ausnahmen.

> ▶ Der Allergiekranke muss in seinem speziellen Fall immer den Arzt fragen.

Zahlreiche dieser selten allergieauslösenden Nahrungs- und Genussmittel lassen sich gut zum Verfeinern von Speisen einsetzen. Eine Auswahl von Nahrungsmitteln, die selten allergische Reaktionen auslösen, bietet Ihnen die Tabelle 3 auf Seite 64, Tabelle 9 auf Seite 92 f gibt Informationen über Allergenität und Verwendungszweck von Kräutern und Gewürzen.

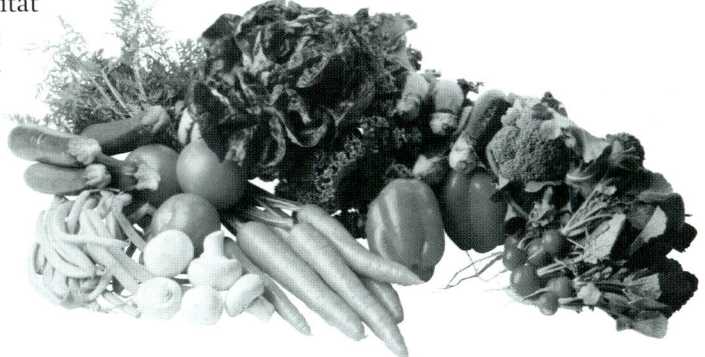

● Kochen mit Bausteinen

Salz, Zucker und
Stärkepulver sind
keine Allergene!

An dieser Stelle möchte ich Ihnen Ideen vermitteln, wie Sie aus einfachen Bausteinen vielfältige Rezepte zaubern können. Ausgangspunkt ist immer ein einfaches, zum Verzehr geeignetes und auf die notwendigsten Zutaten reduziertes Basisrezept (im Kasten). Darüber hinaus finden Sie Vorschläge – Rezeptvariationen – mit Ideen zur individuellen Erweiterung der Zutatenpalette. So können Sie je nach individueller Allergie das Gericht verfeinern.

Damit wird der wesentliche Grundsatz für Allergiker erfüllt: Möglichst alles selbst herstellen, damit die Speisen »durchschaubar« bleiben.

In der Tabelle auf Seite 92 f finden Sie Hinweise für Speisen und Gewürze, die zueinander passen.

Soßen, Suppen, Würzmischungen, Süßigkeiten sind in der Regel das Hauptproblem des Allergikers durch die weite Verbreitung mitunter nicht ausreichend deklarierter Küchenhilfen. Im folgenden Abschnitt erfahren Sie, welche allergenen Nahrungsmittel und Zutaten für bestimmte Produkte geeignet sind und mit welcher Rezepterweiterung Variationen möglich sind.

● Tipps für Fonds, Brühen, Suppen

Zu Hauptmahlzeiten werden Brühen
und Suppen durch
Zugabe von wahlweise Reis und/
oder Nudeln, Kartoffeln, Fleisch,
Geflügel und Fisch.

Fonds sind klare Konzentrate von entweder Fisch, Fleisch, Geflügel oder Gemüsen, die nach dem Kochen reduziert (eingekocht) werden: etwa um die Hälfte (für Suppen) oder auf ein Viertel (für Soßen). Die mitgekochten Grundzutaten werden herausgesiebt.

Fonds eignen sich für die Weiterverarbeitung für Soßen und Suppen und können portioniert in Eiswürfelbeuteln eingefroren werden.

Fleischbrühe

Basisrezept 500 g Rindfleisch, Rinder- und/oder Schweineknochen, Schweinefleisch, Kalbfleisch, Lammfleisch, Kaninchen, Hase, Reh. 1,5 l Wasser, Salz, milder weißer Pfeffer.

Variationen Möhren und/oder Lauch, Zwiebeln, Thymian dazugeben.

Zubereitung Das Fleisch/die Knochen 1,5 Stunden bei geringer Hitze köcheln. Den Fond nach Belieben um die Hälfte oder auf ein Viertel der Menge einkochen lassen.

Gemüsebrühe

Basisrezept 1 kg Gemüse nach Wahl (Karotte und/oder Lauch, Zwiebeln). 2 l Wasser, Salz, milder Pfeffer.

Variationen Lauch und/oder Wirsing, Weißkohl, Brokkoli, Pastinake, Schwarzwurzel, Zucchini, Kohlrabi, Fenchel, Pilze, Rosmarin und/oder Majoran, Blattpetersilie, Bohnenkraut, Liebstöckel.

Zubereitung Das Gemüse bei milder Hitze kochen, bis es gar ist. Für den Fond das Gemüse abseihen, Brühe um die Hälfte oder auf ein Viertel der Menge einkochen.

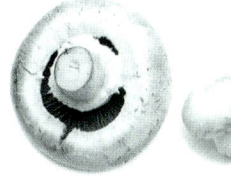

Fischbrühe

Basisrezept 500 g Fischstücke inkl. Kopf, Schwanz und Gräten. Karotten und/oder Lauch, Zwiebeln. 2 l Wasser, Salz, milder weißer Pfeffer.

Süßwasserfische: Forelle und/oder Hecht, Karpfen, Zander, Flussbarsch, Schleie, Waller, Saibling; oder

Salzwasserfische: Kabeljau und/oder Rotbarsch, Heilbutt, Scholle, Seelachs.

Variationen   Fenchelknolle, Thymian und/oder Blattpetersilie, Kerbel, weißer Pfeffer, Knoblauch, Gemüse wie bei Gemüsebrühe.

Zubereitung   Den Fisch bei milder Hitze 20 Minuten köcheln. Für den Fond die abgesiebte Brühe um die Hälfte oder auf ein Viertel einkochen.

Fischsuppe

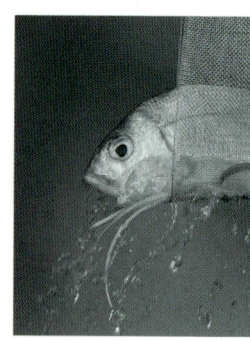

Basisrezept   500–750 g Fischfilets anstelle der Gräten, Köpfe und Schwanzstücke verwenden. 1,5–2 l Wasser, Karotten und/oder Lauch, Zwiebeln, Salz, milder weißer Pfeffer.

Variationen   Gemüseauswahl wie bei Gemüsesuppe.

Zubereitung   Die Fischfilets erst zugeben, wenn das Gemüse gar ist und 5 Minuten mitkochen lassen.

Geflügelbrühe

Basisrezept   1,8 kg Geflügel (Suppenhuhn, Putenflügel, Putenunterkeule, Gänsekeule). 3 l Wasser, Karotten und/oder Zwiebeln, Lauch, milder weißer Pfeffer, Salz.

Variationen   Wirsing und/oder Weißkohl, Brokkoli, Pastinake, Schwarzwurzeln, Kohlrabe, Zucchini, Lorbeer, Nelke, Thymian, Rosmarin, Blattpetersilie.

Zubereitung   Das Geflügel bei milder Hitze 3 Stunden köcheln lassen. Geflügelstücke herausnehmen, die Knochen entfernen und das Fleisch wieder in die Suppe geben. Für den Fond die abgeseihte Brühe um die Hälfte oder auf ein Viertel einkochen.

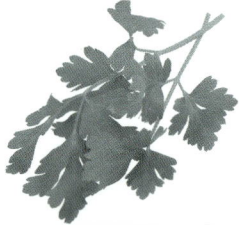

● Tipps für Soßen

Gemüsesoße

Basisrezept Fond der Gemüsebrühe (siehe oben). Gekochte und pürierte Kartoffeln nach Belieben, ggf. noch etwas Salz und milder Pfeffer.

Variationen Pürierte Paprikaschoten und/oder Pastinaken, Kürbis, Schwarzwurzeln, Lauch, Zucchini, Dill, Petersilie, Schnittlauch, Basilikum, Tomatenmark (eigene Herstellung, siehe unten), Senf (eigene Herstellung, siehe unten), Crème fraîche und/oder Ziegenfrischkäse, Sahne.

Zubereitung Fond je nach gewünschter Menge evtl. mit Wasser verdünnen, Kartoffeln zugeben.

Die Gemüsesoße passt sehr gut zu Schweinefleisch, Kotelett, Rindersteak, Lammkotelett, Geflügel und Fisch.

Pikante Soße

Basisrezept 200 g Äpfel und/oder Pfirsich, Ingwer, weißer milder Pfeffer, Wasser.

Variationen Evtl. Majoran, Sahne; für süß-saure Soße Zucker und Zitronensaft.

Zubereitung Das Obst schälen und zerkleinern, in etwas Wasser kochen, evtl. pürieren.

Die pikante Soße passt zu Schweinefleisch, Kotelett, Rindersteak, Lammkotelett, Geflügel und Fisch.

Tomatensoße

Basisrezept Tomatenmark (selbst hergestellt, siehe unten), Salz, Zucker, milder weißer Pfeffer.

Variationen Paprika edelsüß und/oder Thymian, Majoran, Oregano, Salbei, Sahne oder Rahm.

Zubereitung Menge des Tomatenmarks nach Wunsch; evtl. klein gehackte frische Tomaten hinzugeben, mit Wasser flüssiger machen und mit der gewünschten Zutat (siehe Variationen) aufkochen.

Beerensoße

Ob roh oder gekocht – beide Zubereitungen passen gut zu Fleisch, Geflügel, Eiscreme und Pudding.

Basisrezept 300 g Himbeeren und/oder Blaubeeren, 3 EL Puderzucker oder 250 g Zucker.

Variationen Brombeeren und/oder geschälte Stachelbeeren und/oder Johannisbeeren, Zitronensaft, Zucker, Sahne; pikant: etwas milder Pfeffer.

Zubereitung Roh: Das Beerenobst mit dem Puderzucker pürieren und kalt servieren.

Gekocht: Das Obst mit dem Zucker (evtl. mit Sahne) unter Rühren aufkochen, evtl. frischen Zitronensaft zugeben.

Erdbeersoße

Basisrezept 200 g Erdbeeren, 150 g Zucker.

Variationen Zitronensaft, Sahne oder Rahm; pikant: weißer Pfeffer.

Zubereitung Die Erdbeeren (roh) mit dem Zucker pürieren.

Fruchtsoße

Alle Zubereitungen der Fruchtsoße passen gut zu Fleisch, Geflügel, Eiscreme und Pudding.

Basisrezept 300 g Bananen und/oder Birnen, 200 g Zucker, evtl. etwas Wasser.

Variationen Pfirsiche und/oder Aprikosen, Kirschen, Pflaumen, Milch oder Sojamilch.

Zubereitung Das Obst (roh) schälen und zerkleinern und mit dem Zucker mischen, servieren; oder das Obst (roh) mit etwas Wasser und/oder Milch bzw. Sojamilch pürieren; oder alles kurz aufkochen und pürieren.

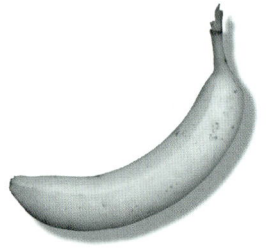

Salatsoße

Basisrezept Weiße verdünnte Essigessenz und Öl nach Wahl, Salz, Zucker, milder weißer Pfeffer.

Variationen Senf aus eigener Herstellung (siehe unten) und/oder Knoblauch, Petersilie, Dill, Schnittlauch, Basilikum, Kerbel, Brunnenkresse, Sahne, Naturjogurt.

Zubereitung Essigessenz nach Vorschrift verdünnen. Öl je nach Geschmack in beliebiger Menge hinzufügen; ggf. gehackte Kräuter zugeben, nach belieben verfeinern mit Sahne oder Jogurt.

● Tipps für Würzmischungen

Senf

Basisrezept 50 g Senfmehl, 6 EL Wasser, 1 EL weiße Essigessenz unverdünnt, 1 TL Salz, 1 EL Zucker.

Variationen Gemahlener weißer Pfeffer und/oder geriebener Merrettich, Tannenhonig, Waldhonig, Estragon, Majoran, Thymian, Rosmarin.

Zubereitung Das Senfmehl mit 3 EL Wasser glattrühren; weitere Zutaten hinzufügen und kurz mit 3 EL Wasser aufkochen lassen.

Ketchup

Basisrezept 1 kg reife Tomaten, 1 EL Essigessenz unverdünnt, 4 EL Wasser, 3 EL brauner Zucker, weißer gemahlener Pfeffer.

Variationen Zimt und/oder Zwiebeln, Öl.

Zubereitung Tomaten waschen, zerteilen und mit den Zutaten in einem Topf unter Rühren aufkochen.

Bei niedriger Hitze und häufigem Rühren 1 Stunde köcheln lassen. Die Tomatenmischung durch ein Metallsieb streichen und erneut 10 Minuten einkochen.

Tomatenmark

Basisrezept 1 kg vollreife Eier- oder Fleischtomaten, 100 ml Wasser, 2 TL Salz.

Variationen Zucker und/oder Salbei, Thymian, Majoran.

Zubereitung Die vollreifen Eier- oder Fleischtomaten zerkleinern und mit Wasser und Salz aufkochen; bei stetigem Rühren zu einem Püree einkochen lassen und durch ein Metallsieb passieren. Zugabe der gewünschten Zutaten (siehe Variationen) 5 Minuten vor Ende der Kochzeit.

Currypulver (ein Mischgewürz)

Basisrezept 1 EL Kreuzkümmelsamen, 1 TL Korianderpulver, 1 EL Kardamomkapseln, 1 TL weiße Pfefferkörper, 2 TL Zimtpulver, 1 TL Gewürznelken, $^1/_2$ Muskatnuss, 1 TL Kurkumapulver.

Variationen Getrocknet und gemahlen: Chilischoten und/oder Senfkörner, Ingwerpulver, Boxhornklee, Fenchelsamen, Muskatblüte (Menge nach Geschmacksvorliebe).

Zubereitung In einer trockenen Pfanne alle Zutaten bis auf Muskatnuss und Korianderpulver kurz anrösten. Mischung im Mörser zerstoßen oder mahlen. Muskatnuss hinzureiben, Kurkumapulver hinzugeben, alles mischen. Evtl. Variationen hinzufügen.

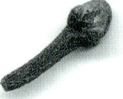

Würzessig

Basisrezept 400 ml kaltes Wasser, 100 ml weiße Essigessenz, 4–5 Knoblauchzehen.

Variationen Lorbeeressig: 8–10 frische Lorbeerblätter dazugeben; Lorbeerblätter nach einer Woche entfernen.

Thymianessig: 4–5 frische Thymianzweige waschen, abtrocknen und zugeben; nach einer Woche entfernen.

Estragonessig: 3 frische Estragonzweige waschen, abtrocknen und zugeben; nach einer Woche entfernen.

Obstessig: Himbeeren und/oder in Scheiben geschnittene, gewaschene, unbehandelte Zitronen zugeben; nach einer Woche entfernen.

Zubereitung Knoblauchscheiben in die Essig-Wasser-Wischung geben, nach einer Woche entfernen und im Kühlschrank aufbewahren

● Tipps für Süßigkeiten

Karamellbonbons

Basisrezept 100 g Butter, 250 g Zucker, etwas Öl.

Zubereitung Die Butter mit dem Zucker in einer Pfanne bei milder Hitze mit einem Holzlöffel rühren, bis der Zucker goldbraun und flüssig ist. Die Karamellmasse auf einer mit Öl gefetteten Alufolie ausstreichen und vor dem Erstarren in Stücke schneiden. Nach Wunsch weitere Zutaten in der Pfanne in die Karamellmasse einrühren.

Variationen Für Nussbonbons: gehackte Mandeln und/oder Walnuss, Pecannuss, Kokosnuss, eine Vanilleschote, Sahne.

Sahnebonbons

Basisrezept 200 g süße Sahne, 200 g Zucker, etwas Öl.

Variationen Für Vanillebonbons: Mark einer Vanilleschote in die Sahne-Zucker-Mischung rühren.

Zubereitung Die Sahne mit dem Zucker und etwas Öl in einen Topf geben und bei mittlerer Hitze so lange rühren, bis die Masse dickflüssig wird. Bonbonmasse auf gefetteter Alufolie ausstreichen und vor dem Erstarren in Stücke schneiden.

Schokolade (milchfrei)

Basisrezept 3 Blatt weiße Gelatine, 7 EL Wasser, 30 g Puderzucker, 30 g Kakaopulver.

Variationen Statt Wasser Kuhmilch (7 EL).

Statt Kakaopulver Karob (Johannisbrotkernmehl).

Statt Gelatine Agar Agar: 1 TL Agar Agar mit 1 EL Wasser verquirlen, in 100 ml gekochtem Wasser einrühren und 2 Minuten köcheln lassen. Mit 60 g Kakao und 60 g Puderzucker glatt rühren, weiter verfahren wie oben.

Nach Verträglichkeit: gehackte Mandeln und/oder Hasel-, Walüsse und/oder Pistazien vor dem Erstarren unterrühren; oder 30 g ungeschwefeltes Trockenobst klein schneiden und unterrühren.

Vanilleschoten.

Zubereitung Die eingeweichte Gelatine mit dem Wasser bei schwacher Hitze auflösen. Den gesiebten Puderzucker und das gesiebte Kakaopulver mischen und mit der aufgelösten Gelatine verrühren. Schokoladenmasse $1/2$ cm dick auf Klarsichtfolie streichen; nach etwa 30 Minuten verwendungsfähig (schneiden, raspeln).

Rumkugeln

Basisrezept 2 Eier, 2 EL warmes Wasser, 60 g Zucker, 10 g Kakaopulver, $^1/_8$ l weißer Rum, 4 EL Weizenmehl.

Variationen Statt Weizenmehl feingemahlenes Dinkelmehl.

Statt Rum irischer Whisky.

Zubereitung Eier, Wasser und Zucker zur cremigen Masse aufschlagen, Kakao und Mehl darüber sieben und unterheben. Eine Kastenform mit Backpapier auslegen, Masse einfüllen, bei 200 °C eine Viertelstunde backen und abkühlen lassen. Gebackene Masse klein schneiden, Rum darüber träufeln, durchkneten. Walnussgroße Kugeln formen und diese in gesiebtem Kakaopulver wälzen.

● Dickungsmittel

Je nach Verträglichkeit können zum Binden von Süßspeisen, Eiscremes, Puddings, Soßen und Suppen folgende Nahrungsmittel verwendet werden:

Amarantmehl (Inkagetreide)

Buchweizenmehl

Dinkelmehl

Gerstenmehl (nicht bei Malzallergie)

Haferflocken

Hafermehl

Hirsemehl (Sorghum)

Johannisbrotkernmehl (Karob) (nicht bei Hülsenfrucht-Allergie)

Kartoffelmehl bzw. -stärke

Kastanienmehl (nicht bei Latexallergie)

Maismehl und -stärke

Reismehl und -stärke

Sago, Tapioka

Sojamehl (nicht bei Hülsenfrucht-Allergie)

Topinamburmehl (Erdartischocke)

Reine Stärkepulver sind allergenfrei, da sie keine allergenen Proteine enthalten.

● Vitamingehalt verschiedener Nahrungsmittel

* fettlösliche Vitamine

Vitamin	wichtig für	Lebensmittel
A* (Betacarotin)	Gutes Sehen, Haut, Zellschutz, Knochenentwicklung, Haare	Karotten, Fenchel, Spinat, gelbe und rote Gemüse- und Obstsorten, Butter, Milch
D*	Einbau von Calcium in die Knochen	Fisch, Fleisch, Pilze
E*	Zellschutz und Abwehr freier Radikale	Weizenkeime, Leinsamen, Vollkornbrot, Sonnenblumenöl, Nüsse, Schwarzwurzeln, Paprika
K*	Blutgerinnung, Knochenaufbau	Grünes, Gemüse, Sauerkraut, Hülsenfrüchte, Eier, Milch
B_1 (Thiamin)	Stoffwechsel der Kohlenhydrate, Nerven, Herz, Muskeln	Schweinefleisch, Vollkornbrot, Kartoffeln, Hülsenfrüchte
B_2	Aufbau von Blutkörperchen und Schleimhäuten, Abbau von Fett, Eiweiß, Kohlenhydraten	Milchprodukte, Vollkornbrot, Fleisch, Brokkoli, Spinat, Pilze
B_6	Aufbau von Nervensträngen, Eiweißstoffwechsel	Vollkorn, Sauerkraut, Lauch, Kartoffeln
B_{12}	Bildung roter Blutkörperchen, Zellaufbau	Milch, Quark, Rindfleisch, Hering
Niacin	Zentrales Nervensystem, Herz	Rind-, Schweinefleisch, Pute, Roggenvollkornbrot
Pantothensäure	Nerven, Hormonbildung Nährstoffabbau	Spargel, Blumenkohl, Rindfleisch, Champignons
Folsäure	Zellwachstum, Blutbildung	Salate, rohes Gemüse (da extrem hitzeempfindlich), Vollkornerzeugnisse
Biotin	Abbau von Kohlenhydraten und Fetten	Milchprodukte, Spinat, Champignons, Leber
C	Abwehr freier Radikale Bildung von Knochen und Bindegewebe	Zitrusfrüchte, Äpfel, alle Beeren, Tomaten, Kohl, Kartoffeln, Sauerkraut

● Calciumreiche Nahrungsmittel

Nahrungsmittel	Calcium mg/100 g
Sesamsamen	783
Mandeln	252
Petersilienblatt	245
Haselnüsse	225
Gartenkresse	214
Grünkohl, roh	212
Sojabohnen	201
Feige, getrocknet	190
Kakaopulver, fettarm	190
Bierhefeflocken	160
Löwenzahnblätter	158
Pistazienkerne	130
Paranüsse	130
Schnittlauch	129
Spinat, roh	126
Kichererbsen	124
Spinat, tiefgefroren	120
Bohnen, weiß	113
Fenchel, roh	109
Meerrettich, roh	105
Tofu (Sojakäse)	105
Brokkoli, roh	105
Mangold, roh	103
Sonnenblumenkerne	100
Portulak, roh	95
Porree (Lauch), roh	87
Walnüsse	87
Staudensellerie (Bleich-), roh	80
Linsen	74
Sojasprossen	42

Für den Knochenaufbau sind neben Calcium auch Vitamin D, körperliche Aktivität und Sonnenlicht wichtig.

Weiterführende Bücher

Achenbach, R.K.: Neurodermitis. Ratgeber zur Vorbeugung, Behandlung und Hautpflege der Neurodermitis (atopisches Ekzem). Informationen zu Heuschnupfen und allergischem Asthma. TRIAS, Stuttgart 1996

Askar, A., Treptow, H.: Biogene Amine in Lebensmitteln. Vorkommen, Bedeutung und Bestimmung. E.U. Eugen Ulmer 1986

Behr-Völtzer, C., Hamm, M., Vieluf D., Ring, J. (Hrsg.): Diät bei Nahrungsmittelallergien und -intoleranzen. 2., neu bearbeitete Auflage. Medizin & Wissen-Verlag 2002

Betz, A.: Zöliakie – na und? Sinnvoll leben und mit Freude essen trotz Unverträglichkeit gegen das Klebereiweiß (Gluten) von Weizen, Dinkel, Roggen, Gerste und Hafer. Ein Ratgeber für Menschen mit Zöliakie und einheimischer Sprue. TRIAS, Stuttgart 1991

Betz-Hiller, A.: Zöliakie – na und? Sinnvoll leben und mit Freude essen trotz Unverträglichkeit gegen Klebereiweiß (Gluten), TRIAS, Stuttgart 1996

Deutsche Forschungsgemeinschaft. Food Allergies and Intolerances. Weinheim: VCH 1996

Deutsche Gesellschaft für Allergologie und klinische Immunologie (DGAI), Ärzteverband Deutscher Allergologen (ÄDA), Deutsche Akademie für Allergologie und Umweltmedizin (DAAU): Weißbuch Allergie in Deutschland. 2., aktualisierte und erweiterte Auflage. Medizin & Wissen-Verlag 2004

Deutsche Gesellschaft für Ernährung (Hrsg): Von Anfang an. Informationen und Tipps zur Säuglings- und Kleinkinderernährung. Frankfurt am Main 1992

Deutscher Allergie- und Asthmabund e.V. (Hrsg): Einkaufshilfen für Allergiker. Einkaufsratgeber Nahrungsmittel-Allergien. Die DAAB-Ratgeber-Reihe

Elmadfa, I., Aign, W., Muskat, E., Fritzsche, D., Cremer, H.-D.: Die große GU Nährwert Tabelle. Kalorien-, Joule- und Nährstoffgehalte unserer Lebensmittel auf einen Blick. GU Gräfe und Unzer 1996/97

Fuchs, E.: Allergie – was tun? Ein Experte berät. Serie Gesundheit Piper, München 1992

Kasper, H.: Ernährungsmedizin und Diätetik. Urban & Fischer, München 2000

König, E.: Die Milcheiweißallergie – Ursachen, Diagnose, Behandlung. Milchwissenschaften Giessen (Hrsg.). Prof. Dr. Edmund Renner, Justus-Liebig-Universität Giessen 1993

Krefft, D., Bauer, R. Goerlich, R. (Hrsg.): Nahrungsmittel-Allergene, Charakteristika und Wirkungsweisen. De Gruyter Berlin 1995

Lassner-Stur, M.: Histaminfrei Kochen, Gut Essen, Besser Leben. Gugler print & media, melk 2003

Ledochowski, M., Widner, B., Fuchs, D.: Fruktosemalabsorption. J Ernährungsmed 2000

Lück, E., Kuhnert, P.: Lexikon Lebensmittelzusatzstoffe. Behr's Verlag, Hamburg, 2. Aufl. 1998

McHoy, P., Westland, P.: Die Kräuter-Bibel. Praktische Kräuterkunde für Garten und Gesundheit. Reich illustrierter Leitfaden. Alles über Anbau, Vermehrung, Pflege und Ernte. Könemann 1998

Niessen, K.-H.: Ernährung des Säuglings. Ernährung mit Muttermilch. Industriell gefertigte Säuglingsmilchen. Beikost im ersten Lebensjahr. Akute Durchfallerkrankungen. TRIAS, Stuttgart 1995

Niggemann, B., Wahn, U.: Das allergische Kind. Wie Eltern helfen können. TRIAS, Stuttgart 1994

Niggemann, B., Wahn, U.: Pädiatrische Allergologie auf einen Blick. UNI-MED, Bremen 1999

Stünzner von, W., Giesler, M. (Hrsg.): Prävention allergischer Erkrankungen im Kindes- und Jugendalter. Kohlhammer, Stuttgart 1996

Szczepanski, R., Schon, M., Lob-Corzilius, T.: Das juckt uns nicht! Ein Lern- und Lesebuch für Kinder mit Neurodermitis und ihre Eltern. TRIAS, Stuttgart 1994

Teufl-Heimhilcher, B.: Ohne Milch kochen und genießen. Bei Laktose-Intoleranz und Milchallergie. Krenn 2003

Thiel, Cl.: Ernährung und Allergie. In: Huth, Kluthe: Lehrbuch der Ernährungstherapie. Georg Thieme, Stuttgart 1995

Werfel, T., Reese, I.: Zur Nahrungsmittel-Allergie: Diätvorschläge und Positionspapiere für Diagnostik und Therapie. Allergologie. Dustri-Verlag, Dr. Karl Feistle, Oberhaching 2003

Wüthrich, B.: Nahrungsmittel und Allergie 2. Dustri-Verlag, Dr. Karl Feistle, Oberhaching 2002

Adressen, die weiterhelfen

ADIZ (Allergie-Dokumentations- und Informationszentrum)
Burgstr. 12
33175 Bad Lippspringe
Tel.: 0 52 52 / 95 45 00
http://www.adiz.de

ÄDA (Ärzteverband Deutscher Allergologen e.V.)
ÄDA-Geschäftsstelle
Blumenstr. 14
63303 Dreieich
http://www.aeda.de

Arbeitsgemeinschaft allergiekrankes Kind – Hilfen für Kinder mit Asthma, Ekzem (Neurodermitis) und Heuschnupfen – (AAK) e.V.
Hauptstr. 29
35745 Herborn
Tel.: 0 27 72 / 92 87 30

DAAU (Deutsche Akademie für Allergologie und Umweltmedizin)
Geschäftsstelle: c/o MedCom international.
Godesberger Allee 154
53175 Bonn

Deutsche Gesellschaft für Ernährung
Im Vogelsgesang 40
60488 Frankfurt/M.
Tel.: 0 69 / 9 76 80 30
Deutsche Haut- und Allergiehilfe e.V. (DHAH)
Gotenstr. 164
53175 Bonn
Tel.: 02 28 / 3 67 91-0

Deutsche Hilfsorganisation Allergie- und Asthma e.V. (DHAA) – Bundesgeschäftsstelle
Bonusstr. 32
21079 Hamburg
Deutsche Zöliakie-Gesellschaft e.V.
Filderhauptstr. 61
70599 Stuttgart
Tel.: 07 11 / 45 45 14

Deutscher Allergie- und Asthmabund e.V. (DAAB)
Hindenburgstr. 110
41061 Mönchengladbach
Tel.: 0 21 61 / 8 14 94-0
http://www.daab.de

Deutscher Neurodermitis Bund e.V.
Spaldingstr. 210
20097 Hamburg
Tel.: 0 40 / 23 08 10
http://www.dnb-ev.de

GGAI (Deutsche Gesellschaft für Allergologie und klinische Immunologie)
DGAI-Geschäftsstelle: c/o Klinik und Poliklinik für Dermatologie und Allergologie am Biederstein
Biedersteiner Str. 29
80802 München
http://www.dgaki.de

Gesellschaft für Pädiatrische Allergologie und Umweltmedizin e.V.
GPA-Geschäftsstelle:
Rathausstr. 10
52070 Aachen
http://www.gpaev.de

UCB Allergie-Institut
Postfach 13 40
50142 Kerpen

Register

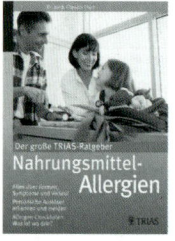

Liebe Leserin, lieber Leser,

wir freuen uns, dass wir Ihnen mit diesem Buch weiterhelfen konnten. Fragen zum Inhalt dieses Buches leiten wir gern an die Autorin oder den Autor weiter.

Auch Anregungen und Fragen zu unserem Programm wie auch Ihre Kritik sind uns herzlich willkommen!

Denn: **Ihre Meinung zählt.**
Deshalb zögern Sie nicht – schreiben Sie uns!

Ihre

Uta Spieldiener

▌ Adresse:	Lektorat TRIAS Verlag
	Postfach 30 05 04
	70445 Stuttgart
▌ E-Mail	
Leserservice:	heike.bacher@medizinverlage.de
▌ Fax:	0711-8931-748